Dr. Nadine Webering

MIGRÄNE natürlich behandeln mit Ayurveda

Bibliografische Information der Deutschen Nationalbibliothek
Die Deutsche Nationalbibliothek verzeichnet diese Publikation in der Deutschen Nationalbibliografie. Detaillierte bibliografische Daten sind im Internet über http://d-nb.de abrufbar.

Für Fragen und Anregungen
info@rivaverlag.de

Wichtiger Hinweis
Dieses Buch ist für Lernzwecke gedacht. Es stellt keinen Ersatz für eine individuelle medizinische Beratung dar und sollte auch nicht als solcher benutzt werden. Wenn Sie medizinischen Rat einholen wollen, konsultieren Sie bitte einen qualifizierten Arzt. Der Verlag und die Autorin haften für keine nachteiligen Auswirkungen, die in einem direkten oder indirekten Zusammenhang mit den Informationen stehen, die in diesem Buch enthalten sind.

Originalausgabe
1. Auflage 2020

Nymphenburger Straße 86
D-80636 München
Tel.: 089 651285-0
Fax: 089 652096

Redaktion: Cornelia Lutz
Umschlaggestaltung: Manuela Amode
Umschlagabbildungen: ol shutterstock/vasanty; or Miriam Dierks; ur shutterstock/Kerdkanno; ul shutterstock/UvGroup
Fotos: S. 10ol, or, ul, 30ol, or, ul, 54ol, or, ul, 80–109, 116, 144 Miriam Dierks; S. 10ur shuuterstock/Kerdkanno; S. 20 shutterstock/nazarovsergey; S. 26 shutterstock/Tero Vesalainen; S. 30ur, 127 shutterstock/j. chizhe; S. 43 shutterstock/Paisit Teeraphatsakool; S. 54ur, 125 shutterstock/Foxys Forest Manufacture; S. 56 shutterstock/fongbeerredhot; S 60 shutterstock/Quality Stock Arts; S. 64 shutterstock/Nelli Syrotynska; S. 66 shutterstock/Yulia Grigoryeva; S. 69 shutterstock/Krzysztof Slusarczyk; S. 70 shutterstock/MaraZe; S. 73 shutterstock/PV productions; S. 78, 113 shutterstock/UvGroup; S. 110 shutterstock/Luna Vandoorne; S. 120 shutterstock/Fortyforks; S. 123 shutterstock/Anna Ok; S. 133 shutterstock/Alena Ozerova; S. 137 shutterstock/Milosz_G
Illustrationen: S. 12 Britta Langhans; S. 35 shutterstock/shopplaywood; S. 59 Nadine Webering
Satz: Satzwerk Huber, Germering
Druck: Druck: Florjancic Tisk d.o.o., Slowenien
Printed in the EU

ISBN Print 978-3-7423-1382-9
ISBN E-Book (PDF) 978-3-7453-1082-5
ISBN E-Book (EPUB, Mobi) 978-3-7453-1083-2

Dr. Nadine Webering

MIGRÄNE natürlich behandeln mit Ayurveda

Ganzheitliche Methoden und Rituale, um Schmerzen vorzubeugen und zu lindern

riva

Inhalt

Mein Weg von der Schulmedizin zum Ayurveda 7

1 Was du über Migräne wissen solltest 11

Das Migränegehirn 12
Von der erhöhten Anspannung zur Migräneattacke . . 16
Trigger oder Warnsignal? 20
Migräne-Trigger Nummer eins: Stress 26

2 Was du über Ayurveda wissen solltest 31

Was ist Ayurveda? 32
Wie funktioniert Ayurveda? 41

3 *Migräne mit Ayurveda behandeln* 55

Finde deinen optimalen Tagesrhythmus 58
Nahrung statt Tabletten 66
Yoga bei Migräne 78
Meditation bei Migräne 110
Pranayama bei Migräne 113
Ayurveda-Migräne-Therapie für zu Hause 118

Ayurveda darf leicht sein 136

Kopfschmerztagebuch 138
Stichwortverzeichnis 140
Dank 143
Über die Autorin 144

Mein Weg von der Schulmedizin zum Ayurveda

Eigentlich war meine berufliche Karriere ganz hervorragend verlaufen. Bis zu dem Tag, an dem ich feststellte, dass ich nicht das Leben lebte, das ich mir immer gewünscht hatte. Obwohl es genau so war, wie ich es mir einmal erträumt hatte. Diese Erkenntnis sollte einen entscheidenden Wendepunkt einläuten.

Aber beginnen wir doch besser am Anfang. Ich bin Dr. med. Nadine Webering, Fachärztin für Neurologie. Schon früh im Medizinstudium wusste ich, dass ich Neurologin werden wollte. Dieses Fach zog mich unglaublich in seinen Bann, sodass es gar keine andere Option für mich gab. Es war so spannend und so logisch zugleich. Die Zeit der Facharztausbildung fiel mir stets leicht, obwohl mir meistens 12-Stunden-Arbeitstage bevorstanden. Ich war so fasziniert und begeistert von der Neurologie, dass ich es als notwendiges Übel hinnahm, kein Privatleben mehr zu haben. Zwar hatte ich schon während der Ausbildung zur Fachärztin das Gefühl, nicht genug für meine Patienten zu tun und vor allem nicht genug Zeit für sie zu haben. Aber ich beruhigte mich damit, dass alles anders werden würde, wenn ich erst einmal Oberärztin wäre. Lehrjahre sind schließlich keine Herrenjahre. Als Oberärztin würde ich mir meine Zeit so einteilen können, dass ich mit meiner Arbeit zufrieden sein würde.

2015, direkt nach meiner Facharztprüfung, trat ich meine erste Stelle als Oberärztin an. Als Leiterin einer Schlaganfallstation hoffte ich, all das zu vereinen, was mir bislang immer gefehlt hatte. Ich wollte wirklich etwas für meine Patienten tun und mir endlich Zeit für sie nehmen können. Ziemlich schnell folgte die Ernüchterung, die Realität sah leider anders aus. Wegen Ärztemangels und Lücken im Gesundheitssystem erwarteten mich erneut 12-Stunden-Arbeitstage. Oft war ich nach dem Verlassen der Klinik einfach nur froh, dass alle noch am Leben waren – ich eingeschlossen. Was mich aber noch viel tiefer in meiner Überzeugung, Ärztin sein zu wollen, erschütterte, war die Tatsache, dass ich permanent versuchte, Kaputtes zu heilen, und keine Zeit blieb für Prävention. Dabei ist das Vorbeugen von Krankheiten viel wichtiger als die spätere Behandlung. Davon war ich schon damals fest überzeugt. Aber was tun? So war es nun mal im Krankenhaus. Und ich hatte doch alles, was ich immer gewollt hatte, oder? Also kämpfte ich stur weiter, mit der Verzweiflung einer Ertrinkenden, strampelnd Tag für Tag. Bis ich 2017 eines Morgens aufwachte und mich fragte, ob das wirklich alles war. Das sollte das Leben sein, das ich mir gewünscht hatte?

Wie das Leben nun mal so spielt, vielleicht auch das Universum, bekam ich wenige Tage später einen Anruf mit einem Stellenangebot. Es sollte eine Oberarztstelle in einer Notaufnahme sein – mit geregelten Arbeitszeiten sowie einer guten Aussicht auf ausreichend Zeit für die Patienten. War das die Lösung? Ich wusste es nicht. Aber ich wusste, dass ich in meiner aktuellen Stelle nicht mehr bleiben konnte. So entschied ich mich dafür und öffnete damit die Tür zu einer neuen Welt.

Die neu gewonnene Freizeit wollte ich gut investieren und erfüllte mir einen lang gehegten Traum: Ich begann eine Yogalehrerausbildung. Yoga praktizierte ich zu diesem Zeitpunkt bereits seit neun Jahren. Ich wollte gar nicht selbst unterrichten, sondern lediglich mein Yoga auf eine andere Ebene bringen. Durch diese Ausbildung kam ich mit Ayurveda in Kontakt: Es war Liebe auf den ersten Blick. Plötzlich war da ein Medizinsystem, das in sich genauso logisch war wie die Neurologie, das aber den Menschen als Ganzes betrachtete und nicht nur als Krankheitssymptom. Ich wollte unbedingt mehr darüber erfahren und fand schnell heraus, dass es in meiner Heimatstadt einen Studiengang für traditionelle indische Medizin speziell für Mediziner gab. Das konnte kein Zufall sein. Kurz entschlossen meldete ich mich hierfür an – und habe diesen Schritt seitdem keinen Tag bereut. Ich werde immer Neurologin sein, möchte aber nicht stehen bleiben. Vielmehr ist mein Anliegen, diese beiden Medizinsysteme in meiner Arbeit zu vereinen und das Beste aus beiden Welten für meine Patienten herauszuholen.

»Und warum Migräne?«, fragst du dich jetzt sicher. Dafür gibt es mehrere Gründe. Schon während meiner Facharztausbildung kam ich intensiv mit Migräne in Kontakt. Die Abteilung für Neurologie des Universitätsklinikums Essen, wo ich lernen durfte, hat einen großen Kopfschmerzschwerpunkt. Darüber hinaus gibt es dort eine Besonderheit: das Westdeutsche Kopfschmerzzentrum, eine Spezialambulanz für Kopfschmerzpatienten, die ambulant und tagesklinisch behandelt werden. Dort erhielt ich einen tiefen Einblick in die Behandlung von Menschen mit Kopfschmerzen, insbesondere mit Migräne.

Was ich aus dieser Zeit vor allem mitgenommen habe, ist, dass es nicht funktioniert, jedes Mal die gleichen Empfehlungen zu nicht medikamentösen Maßnahmen herunterzurattern und zu erwarten, dass der Patient sie umsetzt. Selbst nach einer Woche tagesklinischer Behandlung waren die meisten Patienten nicht fähig, selbstständig zu handeln. Aber es musste mehr als nur Tabletten geben, das war mir klar.

In der zentralen Notaufnahme lernte ich dann die Migräne noch einmal von einer anderen Seite kennen. Fast täglich waren dort verzweifelte Menschen mit Kopfschmerzen vorstellig, die entweder keinen Termin beim Neurologen erhalten hatten oder dort keine Hilfe bekamen. Ich sah Menschen, denen ich die Diagnose Migräne zum ersten Mal mitteilte, und andere, die bei 20 Kopfschmerztagen im Monat niemanden fanden, der ihnen half. Ich nahm mir die Zeit, die ich oft gar nicht hatte, um den Betroffenen ein wenig ihre Angst zu nehmen und sie umfassender zu beraten. Ich merkte, wie viel Freude mir das machte.

Nicht zuletzt liegt mir das Thema Migräne so am Herzen, weil ich selbst betroffen bin. Ja, auch ich habe Migräne. Während meiner Zeit in der Akutneurologie schleppte ich mich teilweise jeden Tag mit Kopfschmerzen zur Arbeit. Je mehr ich arbeitete und mich innerlich dagegen wehrte, desto schlimmer wurde es. Erst, als ich Ayurveda für mich entdeckte und lernte, ihn in mein Leben zu integrieren, wurde es besser. Aus phasenweise über 20 Kopfschmerztagen im Monat sind mittlerweile maximal drei Attacken im Jahr geworden. Das fühlt sich wie ein neues Leben an, das mir geschenkt wurde – und das gleiche Geschenk möchte ich dir machen.

All diese Erfahrungen trugen zu der Entscheidung bei, mich mehr mit der Behandlung von Migräne, vor allem mit der nicht medikamentösen, zu beschäftigen. Je tiefer ich in Ayurveda eintauchte, desto mehr merkte ich, dass er auch für diese Patientengruppe viel wertvolles Wissen bereithält. So entstand die Idee, dieses Wissen online in Form eines Programms weiterzugeben. Hiermit startete ich im September 2019. Seitdem betreue ich erfolgreich viele Teilnehmer mit Migräne auf ihrem Weg zu einem Leben in Balance und mit weniger Kopfschmerzen. Und genau darum sind wir beide jetzt hier. Ich freue mich, dass ich auch dich begleiten und unterstützen darf, und wünsche dir ein neues, besseres Lebensgefühl mit Ayurveda.

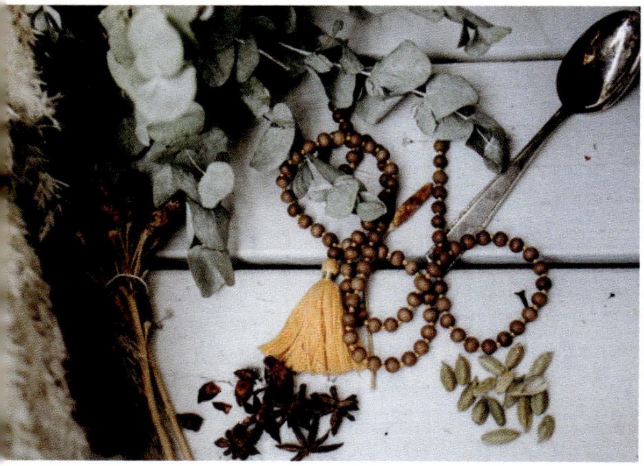
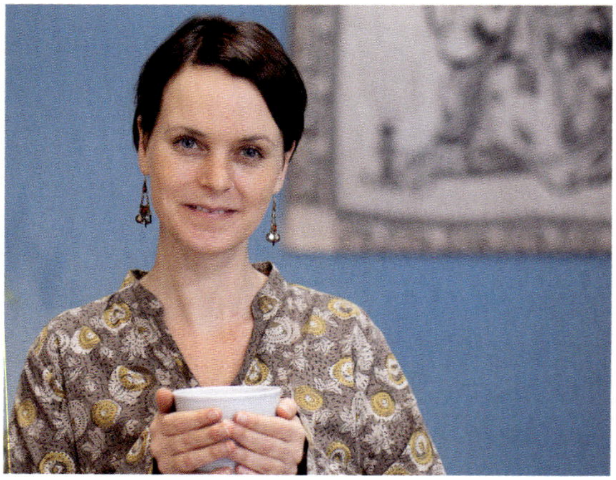
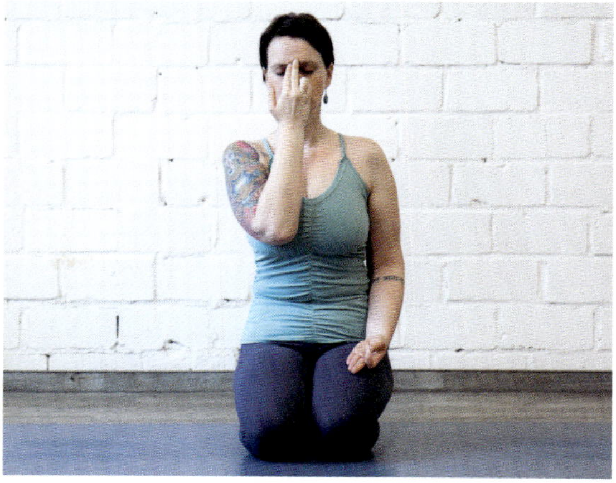
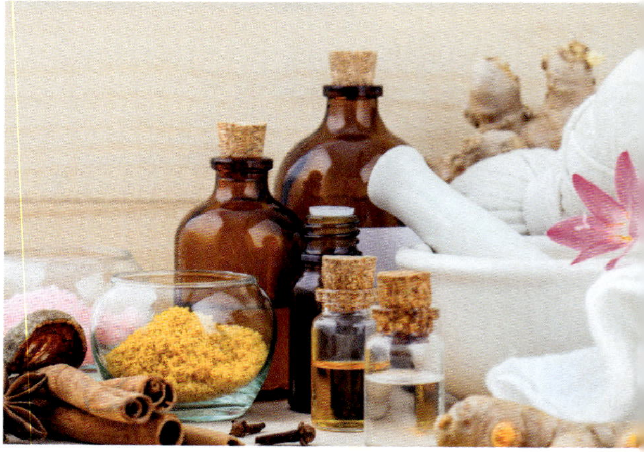

1

Was du über Migräne wissen solltest

Das Migränegehirn

Was Migräne ist, muss ich dir nicht erklären. Das weißt du nur zu gut, sonst würdest du dieses Buch nicht in den Händen halten. Es wäre müßig, die Symptome aufzuzählen oder mich mit der Zahl der Betroffenen in Deutschland oder weltweit aufzuhalten. Das hilft dir nicht aus deinem Dilemma. Ein paar wenige Glückliche können von sich sagen, dass sie nur ein paarmal im Jahr Migräne haben und es sie nicht weiter stört. Der Großteil der Betroffenen dagegen ist schwer beeinträchtigt von dieser chronischen neurologischen Erkrankung. Immer wieder zwingt sie die Migräne ins Bett, die Krankheitstage häufen sich, die Angst vor einer Kündigung belastet. Außerdem ist da das schlechte Gewissen gegenüber Familie und Freunden, weil man wieder einmal eine Verabredung

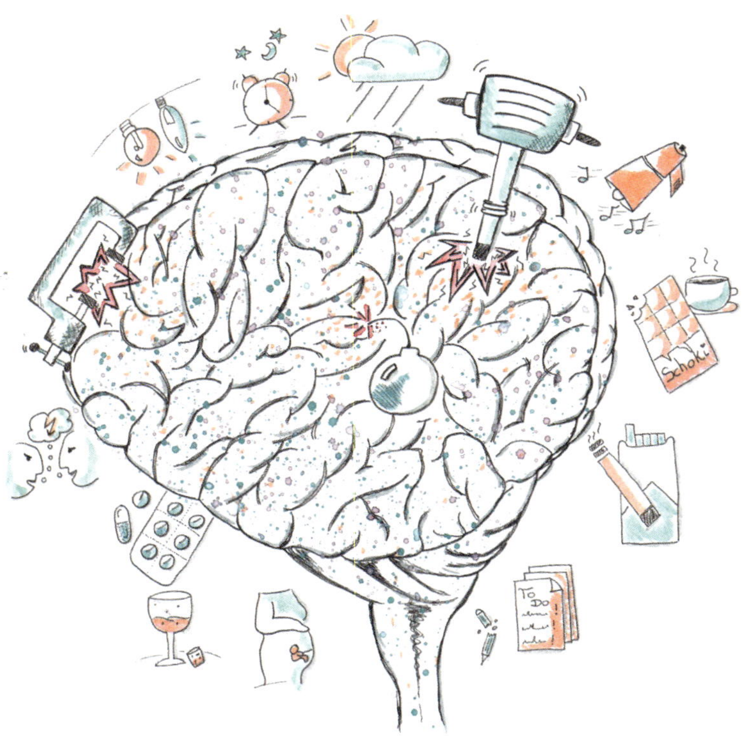

Das Migränegehirn: Es ist nicht kaputt, sondern besonders.

absagen musste und nicht da war, als man gebraucht wurde. Hinzu kommt die Scham, dass man »nur wegen Kopfschmerzen« nicht leistungsfähig ist. Viele Betroffene haben aufgehört, darüber zu reden, weil sie sich viel zu oft nicht ernst genommen und unverstanden fühlten – von der Familie, von Arbeitskollegen, Freunden und leider auch oft von Ärzten. Es entsteht das Gefühl, nicht richtig zu funktionieren, irgendwie kaputt zu sein. Aber ich habe eine gute Nachricht für dich: **Dein Gehirn ist besonders und nicht kaputt!** Was soll das bedeuten? Und noch viel wichtiger: Wie soll dir diese Information helfen?

Zu verstehen, was dein Gehirn so besonders macht, ist meiner Erfahrung nach der erste Schritt auf dem Weg zu einem Leben mit weniger Migräne. Ich sage bewusst »weniger« und nicht »ohne«. Denn du wirst nie verändern können, wie dein Gehirn tickt, und du wirst wahrscheinlich immer mal wieder eine Migräneattacke haben. Aber mit dem Wissen, was dein Gehirn und dein Körper brauchen, und mit einiger Übung darin, die Sprache deines Körpers zu verstehen, wirst du vielleicht bald zu den Glücklichen gehören, die mit wenigen Migräneattacken im Jahr gut leben können.

Lass uns einmal anschauen, was dein Gehirn von anderen unterscheidet. Dass es anders ist, wissen wir dank des belgischen Migräneforschers Jean Schoenen bereits seit den 1980er-Jahren. Schoenen untersuchte im Rahmen einer Studie Menschen mit und ohne Migräne. Beide Gruppen bekamen die gleiche Aufgabe gestellt. Während der Ausführung wurden die Hirnströme gemessen. Jede Testperson hörte einen Ton und sollte dann sofort einen Knopf drücken. Die Abstände zwischen den Tönen waren unterschiedlich. Zu Beginn der Untersuchung waren die Gehirne beider Gruppen in einer Art Grundanspannung, sozusagen in Habachtstellung, was völlig normal ist. Diese erhöhte Grundanspannung bereitet uns auf die folgende Reaktion vor. Es zeigte sich jedoch schon hier, dass die Gehirne der Menschen mit Migräne eine deutlich höhere Grundanspannung hatten. Während sich die »normalen« Gehirne relativ schnell an die Situation gewöhnten und die Aufmerksamkeit nachließ (man nennt das »habituieren«), blieben die Migränegehirne den ganzen Versuch lang in erhöhter Anspannung.

Dieser Versuch konnte also zeigen, dass das Gehirn von Menschen mit Migräne besonders aktiv auf Reize reagiert. Migränegehirne können quasi nicht abschalten und stehen ständig unter Strom. Vielleicht kennst du von dir selbst auch, dass du viel sensibler auf äußere Reize reagierst als dein Umfeld. Hunger, Stress, aber auch Freude, Traurigkeit oder Mitgefühl machen dir mehr zu schaffen als anderen.

Generell ist das keine schlechte Eigenschaft. Ein Mensch, der zu Migräne neigt, hat ein viel aktiveres Nervensystem. Er sieht und löst Probleme schneller. Diese Menschen sind meist Perfektionisten, erledigen ihre Arbeit schnell und kompetent, haben ein großes Verantwortungsgefühl und sind meist sehr integer und verlässlich. Auch haben Menschen mit Migräne ein besonderes Einfühlungsvermögen und nehmen Schwingungen anderer Menschen viel bewusster wahr. Diese Fähigkeit bezeichnen wir im Fachjargon als Empathie. Das alles sind Eigenschaften eines Menschen, mit dem man gern zusammenarbeiten oder leben möchte, oder?

Die Kehrseite ist, dass sich Menschen mit einer erhöhten Anfälligkeit für Migräne durch diesen Hang zum Perfektionismus oft selbst vergessen. Sie opfern sich auf, überfordern sich und gehen über ihre Grenzen hinaus. Sie haben verlernt, die Signale ihres Körpers wahrzunehmen, und steuern so unweigerlich immer wieder in die nächste Migräneattacke. Es entsteht ein Teufelskreis aus Perfektionismus und gefühlter Unzulänglichkeit, aus dem auszubrechen es eine gehörige Portion Achtsamkeit für sich selbst braucht.

Migräne und Hochsensibilität

Immer wieder werde ich gefragt, was ich als Migräneexpertin zum Thema Hochsensibilität sage. Zu Beginn musste ich diese Frage stets mit einem klaren »Keine Ahnung!« beantworten, da das Thema für mich Neuland war. Nachdem ich mich aus purer Neugierde ein wenig damit beschäftigt habe, möchte ich nun doch auf diese Frage eingehen.

Hochsensibilität ist ein Konzept, das schon 1997 von dem US-amerikanischen Psychologenehepaar Aron entwickelt wurde. Der englische Begriff hierfür ist *Sensory-processing Sensitivity* (SPS). Es handelt sich dabei um ein Persönlichkeitsmerkmal, das manchen Menschen zu eigen ist. Man geht davon aus, dass diese Menschen mit einer höheren sensorischen Verarbeitungssensitivität geboren wurden. Das heißt, sie verarbeiten Eindrücke, die sie über ihre Sinne aufnehmen, schneller und intensiver. Man sagt hochsensiblen Menschen nach, dass sie Gefühle intensiver wahrnehmen, Schwingungen anderer Menschen viel deutlicher spüren und dazu sehr kreativ und gewissenhaft sind. Sie opfern sich für andere auf und vergessen sich selbst gerne einmal dabei. Das Gehirn von hochsensitiven Menschen neigt dabei regelmäßig zur Reizüberflutung, weil es keinen eingebauten Filter hat, um Reize aus der Umwelt selektiv wahrzunehmen.

Kommt dir das bekannt vor? Ja, mir auch. Diese Definition ähnelt der Beschreibung eines Menschen mit Migräne. Darum kann ich heute, nachdem ich mich mit dem Konzept der Hochsensibilität beschäftigt habe, ganz klar sagen, dass Menschen mit Migräne zu dieser Kategorie gehören. Aber warum haben dann nicht alle Hochsensiblen Migräne? Das liegt ganz einfach daran, dass wir alle individuell sind und sich Symptome bei Menschen unterschiedlich zeigen. Diese Erkenntnis ist auch der Grund für meine Leidenschaft für Ayurveda. Ayurveda betrachtet jeden Menschen als Individuum und definiert ihn nicht nur über Kategorien und Konzepte. Jedes Behandlungskonzept muss speziell auf eine Person abgestimmt werden. Es ist genauso einzigartig wie der Mensch selbst. Pauschale Gesundheitsempfehlungen laufen deshalb oftmals ins Leere.

Von der erhöhten Anspannung zur Migräneattacke

Dein Gehirn ist das Organ mit dem größten Energieumsatz im Körper. Durch deine ständige Habachtstellung verbraucht es viel mehr Energie als ein durchschnittliches Gehirn. Man geht heute davon aus, dass Migräneattacken durch ein völliges Energiedefizit ausgelöst werden. Kommt es zu bestimmten auslösenden Faktoren (sogenannten Triggern) und treten diese entweder zu plötzlich, zu lange oder zu intensiv auf, wird im Migränegehirn eine Abfolge von Ereignissen in Gang gesetzt, an deren Ende die nächste Migräneattacke steht. Es werden übermäßig viele Botenstoffe im Gehirn ausgeschüttet, die der Körper als Ausdruck einer Bedrohung fehlinterpretiert. Darauf reagiert er entsprechend, um sein wichtigstes Organ, das Gehirn, zu schützen. Das Nervensystem schüttet Entzündungsbotenstoffe, sogenannte Mediatoren, aus, die an den Gefäßen in den Hirnhäuten einen verstärkten Blutfluss auslösen. Die Gefäße werden durchlässiger und die Schmerzempfindlichkeit ist erhöht. Weil sich das Ganze an den Gefäßen abspielt, nimmst du die Schmerzen als pochend oder pulsierend wahr. Viele Betroffene sagen, es fühle sich an, als würde das Herz im Kopf pochen. Auch verstärken sich die Schmerzen bei Belastung, weil dabei der Blutdruck steigt und das Herz schneller schlägt.

Fassen wir noch mal zusammen: Die Natur hat dich mit einem überaktiven Gehirn ausgestattet, das es dir möglich macht, Reize von außen schneller und intensiver wahrzunehmen. Leider führt das oft dazu, dass sich dein Gehirn völlig verausgabt, weil es durch diese einzigartige Gabe ständig unter Strom steht und deine Energiereserven schnell am Ende sind. Sind deine Energiespeicher leer, kann der nächste Reiz eine Kaskade in Gang setzen, die unweigerlich zu einer Migräneattacke führt.

Man kann sich das bildlich wie ein Bankkonto vorstellen, in dem Fall ist es dein Energiekonto. Ist das Konto gedeckt, ist alles in Ordnung. Hebst du ständig vom Konto ab, ohne zwischendurch etwas einzuzahlen, näherst du dich immer mehr der Grenze deines Dispos. Hast du diese einmal erreicht, gibt es kein Zurück mehr. Die Lawine im Kopf ist losgetreten und kann nicht mehr aufgehalten werden. Darum ist es für dich wichtig zu erkennen, wann der Dispo erreicht ist, und zeitnah dein Konto wieder aufzufüllen, bevor du diesen *Point of no Return* erreicht hast. Ein Gehirn, das dauernd unter Strom steht und deswegen zu viel Energie verbraucht, muss zwischendurch unbedingt zur Ruhe gezwungen werden. Da man aber nicht immer schlafen kann, ist es notwendig, das Energielevel so hoch zu halten, dass kein Energiedefizit entsteht. Gut ist auch, sich tägliche Oasen zum Auftanken einzubauen: Zeiten, in denen du dich nur um dein eigenes Wohl kümmerst – sei es eine Tasse Tee oder Kaffee am Nachmittag, ein leckeres Abendessen oder ein erholsamer Spaziergang in der Natur. Achte einfach darauf, was dir persönlich guttut und Freude macht. Im Ayurveda steht dein Wohlbefinden an erster Stelle.

Herauszufinden, was deine ganz persönlichen Warnsignale für ein drohendes Energiedefizit sind, wird dir helfen, bevorstehende Migräneattacken zu verhindern. Längerfristig soll der folgende Selbsttest dazu führen, dass du die Häufigkeit der Migräneattacken reduzieren kannst. Es gilt also, regelmäßig deinen Energiekontostand zu checken und dir zu überlegen, wie du dein Konto wieder auffüllen kannst.

Selbsttest 1:
Lerne, deinen Energiekontostand zu checken!

In diesem kurzen Test lade ich dich dazu ein, dich selbst einzuschätzen und die folgenden Aussagen ehrlich zu beantworten.

1. AUF MEIN BAUCHGEFÜHL KANN ICH MICH VERLASSEN, MEIN KÖRPER SIGNALISIERT MIR, WANN ICH RUHE BRAUCHE.

- ☐ Trifft voll zu.
- ☐ Trifft meistens zu.
- ☐ Trifft selten zu.
- ☐ Trifft nie zu.

2. ICH KOMME MORGENS GUT AUS DEM BETT UND STARTE ENERGIEGELADEN IN DEN TAG.

- ☐ Trifft voll zu.
- ☐ Trifft meistens zu.
- ☐ Trifft selten zu.
- ☐ Trifft nie zu.

3. ICH KANN GUT EINSCHLAFEN UND SCHLAFE AUCH DURCH.

- ☐ Trifft voll zu.
- ☐ Trifft meistens zu.
- ☐ Trifft selten zu.
- ☐ Trifft nie zu.

4. HUNGER HABE ICH EHER SELTEN, ICH ESSE REGELMÄSSIG UND AUSREICHEND.

- ☐ Trifft voll zu.
- ☐ Trifft meistens zu.
- ☐ Trifft selten zu.
- ☐ Trifft nie zu.

5. HEISSHUNGERATTACKEN KENNE ICH NICHT.

- ☐ Trifft voll zu.
- ☐ Trifft meistens zu.
- ☐ Trifft selten zu.
- ☐ Trifft nie zu.

6. MEINE STIMMUNG IST AUSGEGLICHEN, ICH NEIGE NICHT ZU STIMMUNGSSCHWANKUNGEN.

- ☐ Trifft voll zu.
- ☐ Trifft meistens zu.
- ☐ Trifft selten zu.
- ☐ Trifft nie zu.

7. MIT VIEL LÄRM UND TRUBEL UM MICH HERUM KANN ICH GUT UMGEHEN.

- ☐ Trifft voll zu.
- ☐ Trifft meistens zu.
- ☐ Trifft selten zu.
- ☐ Trifft nie zu.

Je öfter du »selten« oder »nie« angekreuzt hast, desto schlechter ist es aktuell um deinen Energiekontostand bestellt. Anhand der Punkte, die du hier negativ bewertet hast, gewinnst du einen Eindruck, was deine Signale für ein drohendes Energiedefizit sein könnten. Nicht jeder Mensch hat die gleichen Signale, wir sind alle individuell. Manche Menschen neigen zu Hunger, andere zu Schlafstörungen und wieder andere fühlen sich im Alltag schnell gestresst, wenn das Energielevel sinkt. Konntest du etwas für dich identifizieren? Dann schreibe es dir am besten auf und nimm dir vor, in den kommenden Tagen und Wochen bewusst auf dieses Signal zu achten.

Trigger oder Warnsignal?

Nun weißt du, wie es aus Sicht der Wissenschaft dazu kommt, dass eine Migräneattacke entsteht. Als Nächstes stellen sich die Fragen, was sie auslöst und vor allem wie du sie verhindern kannst. Dieses wichtige Thema wird heutzutage leider immer noch falsch verstanden. Es geht um Trigger, also Auslöser für eine Migräneattacke.

Vielleicht hast du schon einmal gehört, dass Lebensmittel wie Käse oder Schokolade eine Migräneattacke auslösen sollen. Viele Patienten nennen mir solche Beispiele und sicherlich könntest auch du das eine oder andere Nahrungsmittel nennen, das bei dir zu Migräne führt. Tatsächlich folgt oft auf den Genuss spezieller Nahrungsmittel eine Migräneattacke. Trotzdem ist es nicht korrekt, diese als Auslöser zu bezeichnen.

Das Migränegehirn funktioniert anders als »normale« Gehirne. Es steht, wie gesagt, ständig unter Strom und verbraucht viel mehr Energie. Wenn du nicht gut auf dich achtest, sind die Speicher irgendwann leer und es kommt zu einer Migräneattacke. Was hat das mit den vermeintlichen Triggern zu tun? Unser Körper ist ein Wunderwerk, wir müssen nur lernen, ihn zu verstehen. Wenn er merkt,

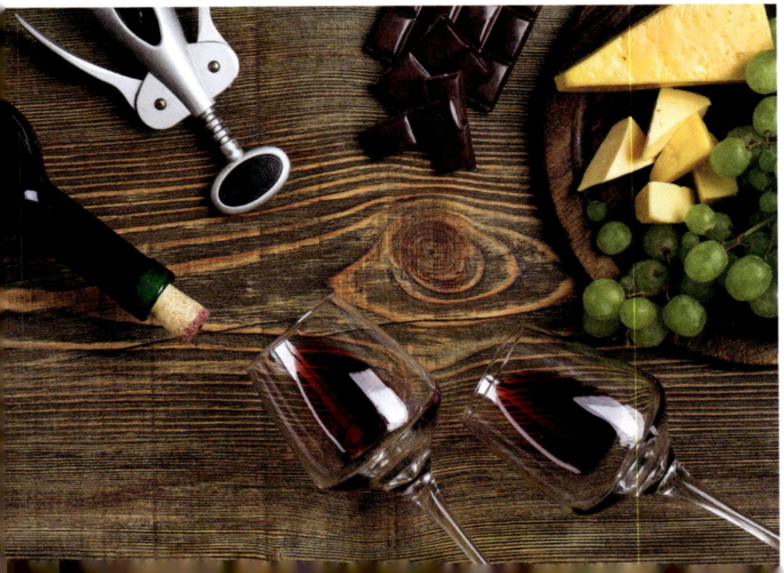

Manche Nahrungsmittel sollen Migräne auslösen. Das ist so jedoch nicht ganz richtig.

dass deine Batterie langsam leer wird – sich dein Energiekonto der Dispo-Grenze nähert –, sendet er dir ein Signal, dass es dringend Zeit zum Auftanken ist.

Irgendwann wird das Defizit an Energie so groß, dass du Heißhunger auf etwas entwickelst, das die Speicher schnell wieder auffüllt. Das sind meistens fettige Dinge wie Käse oder kohlenhydratreiche Nahrungsmittel, etwa Schokolade. Nach so einer wilden Heißhungerattacke, in der du alles durcheinandergegessen hast, bekommst du am nächsten Tag Migräne. Als logische Konsequenz wird daraus gezogen, dass das Essen die Migräne ausgelöst haben muss. Stattdessen ist aber dieser Heißhunger sozusagen schon ein Symptom der Migräne. Er löst die Migräne nicht aus, sondern zeigt dir, dass eine Attacke bevorsteht. Saure Gurken mit Schlagsahne lösen ja auch keine Schwangerschaft aus, oder? Auch sie sind letztendlich ein Symptom dieser besonderen Situation.

Diese speziellen (Warn-)Signale sind genau betrachtet ein Schutzmechanismus. Wenn du merkst, dass der Heißhunger kommt, sagt dein Körper dir, dass eine

Gähnen als Warnsignal

Musst du am Tag vor einer Migräneattacke häufig gähnen? Gähnen ist ein sehr gängiges Warnsignal für eine drohende Migräneattacke. Es gibt noch keine allgemeingültige Erklärung dafür, warum wir eigentlich gähnen. Man vermutet, dass wir das Blut und somit das Gehirn kühlen, weil wir tief durch den Mund einatmen und die Atemluft nicht wie normalerweise durch die Nase angewärmt wird. Diese Hypothese finde ich plausibel, da man sich vorstellen kann, dass unser Gehirn durch die Dauerbeanspruchung heiß läuft und der Körper versucht, es abzukühlen. Worin sich alle Forscher einig sind, ist, dass Gähnen ein Ausdruck von Angst, Anspannung oder Erschöpfung ist. Das Gähnen sagt dir also, dass etwas nicht in Ordnung ist und dass du einmal genauer hinschauen solltest. Das Problem: Meistens überhören wir solche Signale unseres Körpers. Nicht mutwillig, wir verstehen sie nur leider nicht mehr.

Attacke droht, wenn du nicht schnell etwas unternimmst. Du solltest bei Heißhunger also unbedingt etwas essen. Und dann auch bitte gern das, wonach dir der Sinn steht. Genau das braucht dein Körper in diesem Moment. Aber viele Menschen mit Migräne verkneifen sich die Gelüste in dieser Situation, weil sie gelernt haben, dass diese speziellen Lebensmittel (vermeintlich) eine Attacke auslösen. Anstatt also dafür zu sorgen, dass dein Energiekonto wieder voll wird, lässt du es dadurch unbewusst weiter in den Dispo gehen. Nicht nur Essen ist an dieser Stelle wichtig. Gönne dir auch eine Pause, wenn du merkst, dass du Heißhunger hast. Vielleicht hilft dir eine Entspannungsübung, Yoga, ein Spaziergang im Wald oder ein wenig handyfreie Zeit.

Die Trigger für eine Migräneattacke

Nun kennst du also potenzielle Warnsignale deines Körpers. Was sind dann sogenannte Trigger? Unter Trigger versteht man alles, was dein Gehirn auf Hochtouren laufen lässt und somit Energie verbraucht. Alles, was sich plötzlich ändert, beansprucht unser Nervensystem, weil es viel Energie aufbringen muss, um die neuen Reize zu verarbeiten. Da dein Gehirn besonders sensibel auf Reize reagiert, verlierst du übermäßig viel Energie.

Ein besonders großer Energieräuber ist Stress. Deswegen werde ich darauf später noch genauer eingehen. Auch Angst ist ein Zustand, der viel Energie verbraucht. Kennst du beispielsweise die Angst vor der nächsten Attacke? Angst, wieder auszufallen, Schmerzen zu haben, nicht zur Arbeit gehen zu können, nicht für den Partner oder die Kinder da zu sein? Diese permanente Angst suggeriert dem Gehirn, dass der Körper in Alarmbereitschaft steht. Du bist also ständig in Fluchtbereitschaft – und das verbraucht sehr viel Energie. Auch die Angst vor den vermeintlichen Triggern spielt eine Rolle. Manche Betroffene gehen nicht mehr ins Restaurant, weil sie solche Angst haben, irgendetwas Falsches zu essen und damit wieder eine Attacke auszulösen.

Unregelmäßige Nahrungsaufnahme kann ebenfalls zu Migräneattacken führen. Das hängt wieder mit deinem Energiekontostand zusammen und ist auch der Grund, warum man Menschen mit Migräne empfiehlt, immer zur gleichen Zeit aufzustehen, auch am Wochenende. Schläfst du am Wochenende länger, verschiebt sich dein Frühstück oder fällt ganz aus und dein Energiekontostand sinkt automatisch. Das Gleiche gilt für Diäten: Sie fordern dein System übermäßig stark und wirken sich negativ auf dein Energiekonto aus.

Zu intensive körperliche Tätigkeiten oder exzessiver Sport können ebenfalls Attacken auslösen, da der Körper viel Energie verbraucht, die daraufhin nicht mehr für dein Nervensystem bereitsteht. Das gilt auch für Sportarten, die dir viel Freude bereiten. Gerade dann neigen wir nämlich unbewusst dazu, uns zu verausgaben und über unsere Grenzen zu gehen. Das bedeutet natürlich nicht, dass du auf deinen Lieblingssport verzichten sollst. Achte aber darauf, dass du damit deinem Körper etwas Gutes tust und ihn nicht auspowerst.

Auch alles Unregelmäßige kann Attacken auslösen, weil das Gehirn und der Körper viel Energie benötigen, um sich an die neue Situation zu gewöhnen. Beispiele hierfür sind zu spätes Ins-Bett-Gehen, die Ruhe am Wochenende (nach der Arbeitswoche), Reisen oder ein Wetterumschwung. Ja, auch das Wetter hat Auswirkungen auf Migräne. Aber nicht das Wetter an sich, sondern der Wechsel. Durch die Umstellung verbraucht dein Körper mehr Energie. Das trifft auch auf das andere Klima bei Fernreisen zu, das für den Körper sehr anstrengend ist. Wir steigen im deutschen Winter in den Flieger und zehn Stunden später bei brütender Hitze wieder aus. Sich auf diesen drastischen Wechsel einzustellen, kostet den Körper wahnsinnig viel Energie.

Sehr häufige Auslöser sind auch Änderungen im weiblichen Zyklus. Vor allem während der Periode sind viele Frauen besonders anfällig für Migräne. Aber auch die Zeit um den Eisprung macht einigen Probleme. Das hat damit zu tun, dass die Veränderung des Hormonspiegels im Körper Energie verbraucht. Und wenn deine Speicher ohnehin fast leer sind, kann das eine Migräneattacke auslösen.

Hier noch mal die einzelnen Trigger im Überblick:

- Plötzliche Änderungen des normalen Ablaufs
- Stress
- Starke Emotionen wie Angst
- Unregelmäßige Nahrungsaufnahme
- Zu intensive körperliche Tätigkeit/Sport

- Unregelmäßiger Tagesrhythmus
- Wetterwechsel
- Reisen
- Hormonelle Änderungen im weiblichen Zyklus

Vielleicht hast du schon erlebt, dass du manchmal auf einen Trigger direkt mit einer Migräneattacke reagierst – und manchmal gar nichts passiert, obwohl du dem gleichen Trigger ausgesetzt warst. Das ist ganz typisch und macht es den meisten Betroffenen sehr schwer, ihre speziellen Trigger zu identifizieren. Aber wie kann das sein?

Grundsätzlich ist wichtig, wie es dir generell geht. Denn es ist nicht eine Sache, die eine Attacke auslöst, sondern die Summe der Dinge, die dir Energie rauben. Ein Beispiel: Du hast an mehreren Tagen hintereinander Stress gehabt. Schon am ersten Tag denkst du, dass du von dem ganzen Stress bestimmt Migräne bekommen wirst. Aber es passiert nichts. Erst Tage später, meist dann, wenn der Stress plötzlich aufhört, kommt die Attacke. Das liegt daran, dass du dich zu lange verausgabt hast und dein Körper sozusagen auf Notstrom gefahren ist. Durch den plötzlichen Wechsel von der Daueranspannung zur Entspannung bleiben deinem System keine Energiereserven mehr. Pünktlich zum Wochenende oder zum Urlaubsbeginn kommt also die Migräne. Hinzu kommt meist noch, dass wir am Wochenende gern aus unseren Routinen fallen, was dein Migränegehirn gar nicht mag. Wir gehen später ins Bett, schlafen länger, frühstücken später. Das alles erhöht das Energiedefizit aus der Woche zusätzlich.

Ganz wichtig für dein Gehirn sind also Routinen. Schnelle Wechsel zwischen Anspannung und Entspannung solltest du vermeiden. Gleichförmigkeit im Leben hilft dir. Der Schlüssel, um Migräneattacken zu reduzieren, liegt darin, eine Regelmäßigkeit in deinem Leben zu finden und deine Warnsignale zu kennen.

Selbsttest 2: Was sind meine Warnsignale?

Wir haben klar unterschieden zwischen Auslösern (Triggern) und Warnsignalen. Deine Auslöser kennst du möglicherweise schon ganz gut. Oft hast du auch nur wenig Einfluss auf sie. Viel wichtiger aber ist es, deine Warnsignale herauszufinden. Denn nur so kannst du lernen, Attacken zu verhindern. Mit etwas Übung wirst du bald in der Lage sein, frühzeitig zu reagieren und für mehr Balance in deinem Leben mit weniger Migräne zu sorgen.

Im Folgenden habe ich dir eine Liste mit Warnsignalen zusammengestellt. Wenn du schon jetzt welche für dich identifizieren kannst, kreuze sie an. Beobachte dich nun in den nächsten Wochen genau. Welche Warnsignale treffen auf dich zu? Vervollständige die Liste gern mit deinen Signalen, falls eines hier nicht aufgeführt ist.

- ☐ Heißhunger auf Süßes oder Fettiges
- ☐ Häufiges Gähnen
- ☐ Stimmungsschwankungen
- ☐ Plötzliche Überforderung
- ☐ Plötzliche Müdigkeit trotz vermeintlich genug Schlaf in der Nacht zuvor
- ☐ Aufgedrehtheit ohne Grund
- ☐ Vermehrter Durst

____

____

____

____

____

____

____

Migräne-Trigger Nummer eins: Stress

Einer der häufigsten Auslöser der Migräne ist Stress. Stress wird in unserer heutigen Welt als etwas Normales angesehen und hingenommen. Es ist fast schick, ein wenig Stress zu haben. Sagt man, man habe gar keinen Stress, wird man manchmal sogar komisch angesehen. Aber: Stress ist ein Energievampir! Er saugt dich förmlich aus, macht deine Energiespeicher leer und beschert dir so immer wieder Migräneattacken. Da Menschen mit Migräne aufgrund der Besonderheit ihres Gehirns übermäßig anfällig für Stress sind, müssen sie speziell auf sich achten.

Was ist Stress und was passiert dabei in deinem Körper?

Stress ist ein überlebenswichtiges Warnsystem deines Körpers. Um zu überleben, müssen wir die Fähigkeit haben, Stress zu entwickeln. Stress ist keine Erscheinung der Neuzeit, sondern eine natürlich physiologische Reaktion auf eine bedrohliche Situation. Er versetzt den Körper in höchste Alarmbereitschaft.

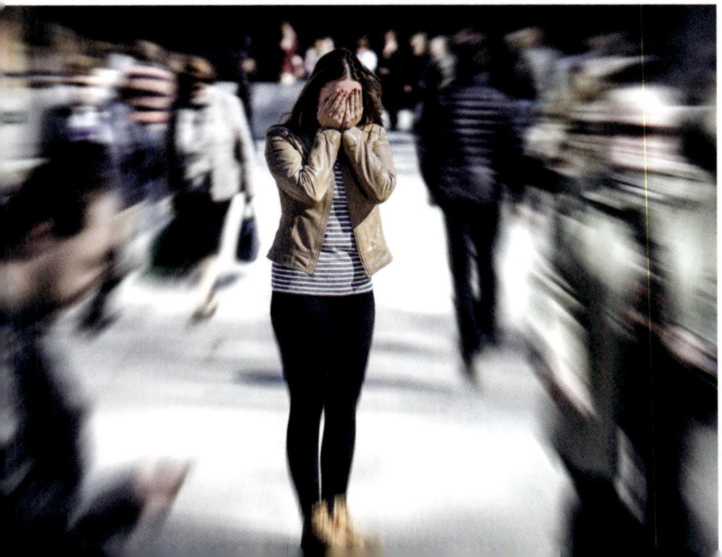

Menschen, die zu Migräne neigen, reagieren besonders sensibel auf Stress.

Wichtig hierbei ist: Physiologischer Stress ist eine kurzfristige und in sich abgeschlossene Reaktion. Hält Stress aber an und kommt es nicht mehr zu einer Entspannungsphase, geraten wir aus dem Gleichgewicht.

Als unsere Vorfahren noch in Höhlen lebten, rettete Stress ihr Leben. Sah man sich einer Bedrohung gegenüber, musste man in der Lage sein, blitzschnell zu reagieren. Dafür hat der Körper ein eigenes Nervensystem. Man nennt es das autonome oder vegetative Nervensystem. »Autonom« bedeutet hier, dass die Reaktionen in deinem Körper ganz automatisch ablaufen, du sie also nicht steuern kannst. Dieses Nervensystem besteht aus zwei Anteilen: dem Sympathikus und dem Parasympathikus. Der erste ist für die Stressreaktion verantwortlich, der zweite für die Entspannung. Es ist ganz natürlich, zwischen diesen beiden Polen zu pendeln, also zwischen Aktivität und Entspannung.

Trafen unsere Vorfahren auf einen Säbelzahntiger, übernahm der Sympathikus automatisch die Führung und ging in den sogenannten Fight-or-flight-Modus über: Kämpfen oder fliehen ist hier die Frage. Für beide Überlebensmodi ist es essenziell, dass der Körper zu 100 Prozent leistungsbereit ist. Dafür ist der Sympathikus zuständig. Er steuert die Funktionen des Körpers, um diesem so rasch wie möglich viel Energie zur Verfügung zu stellen und ihn zur Flucht oder zum Kampf bereit zu machen. Der Blutdruck und die Herzfrequenz steigen, die Durchblutung der Muskulatur wird hochreguliert und die Durchblutung im Magen-Darm-Trakt gedrosselt. Du willst ja nicht erst dein Mittagessen verdauen, bevor du wegrennst oder kämpfst. Der Mund wird trocken, weil der Speichelfluss reduziert wird. Speichel brauchen wir in dieser Situation nicht, denn er wird nur für die Verdauung benötigt. Die Leber setzt viel Zucker frei, damit genug Energie im Körper vorhanden ist. Die Bronchien in der Lunge werden weit gestellt, damit du viel Sauerstoff aufnehmen kannst. Die Pupillen weiten sich, damit die Augen mehr Licht aufnehmen und so besser sehen können. Durch den erhöhten Blutdruck und den schnelleren Herzschlag nimmt auch die Durchblutung und Sauerstoffversorgung im Gehirn zu. All diese Reaktionen im Körper sind eng an die Freisetzung von Adrenalin und Cortisol gebunden, unsere Stresshormone.

Nach einer Stressreaktion übernimmt normalerweise der Parasympathikus das Ruder. Er wird auch als Entspannungsnerv bezeichnet und ist der Gegenspieler des Sympathikus. Er bewirkt also genau das Gegenteil in deinem Körper: Er verengt die Pupillen, regt den Speichelfluss an, verlangsamt den Herzschlag, entspannt die Bronchien und lässt das Blut wieder in die Eingeweide fließen, damit die Verdauung stattfinden kann.

Ganz anders funktionieren die meisten Menschen in unserer heutigen Gesellschaft: Sie befinden sich in einer Art Dauerstress, hetzen von einem Termin zum nächsten, kümmern sich um Haushalt und Familie, nehmen jeden Termin wahr, aus Angst, etwas zu verpassen. Sie stehen sozusagen unter Sympathikus-Dauerfeuer und geben dem Parasympathikus kaum Raum, seine Arbeit zu tun.

Stress entsteht durch einen äußeren Stressor, also einen Auslöser. Stressoren können alle möglichen großen oder kleinen Dinge des Alltags sein: das schreiende Kind, die verpasste Bahn, das übergekochte Wasser oder auch einfach nur eine Erinnerung an jemanden (etwa den ungerechten Chef). Ob etwas Stress auslöst, wird in der ersten Phase der Stressentstehung entschieden. In der sogenannten **Reizphase** bewertet das Gehirn, ob der Reiz, der von außen hereinkommt, schlimm genug ist, um Stress auszulösen. Die meisten Reize sind zunächst neutral. Die Bewertung, die aus Erlebnissen, Erinnerungen, Erfahrungen und dem aktuellen Zustand resultiert, entscheidet, ob der Reiz Stress auslöst oder nicht.

Anschließend folgt die sogenannte **Alarmphase**. Hat das Gehirn entschieden, dass es sich um einen stressauslösenden Reiz handelt, wird die Lawine losgetreten und es passiert im Körper das, was ich auf Seite 27 beschrieben habe: Der Blutdruck und die Herzfrequenz steigen, die Durchblutung der Muskulatur wird hochreguliert und so weiter. Ist die Lawine einmal ins Rollen geraten, kann sie nichts mehr aufhalten. Genauso ist es auch bei dir. Wenn du in der Alarmphase bist, hast du keinen Einfluss mehr auf deine körperlichen Reaktionen.

Nach der Alarmphase folgt die **Handlungsphase**, in der gehandelt werden sollte, das heißt: kämpfen oder weglaufen. Leider bleiben wir heute nahezu dauerhaft in der Alarmphase stecken, wir frieren förmlich ein, handeln nicht und verhindern so die letzte, essenzielle Phase der Stressreaktion: die **Entspannungsphase**. Hier hat der Parasympathikus Zeit, das System wieder in Balance zu bringen.

Fehlen die beiden letzten Phasen, entwickelt sich ein Teufelskreis. Durch die fehlende Entspannung bleibst du in einer höheren Grundanspannung und der nächste Reiz wird schlimmer wahrgenommen, als er eigentlich ist. Das Ende vom Lied? Chronischer Stress. Jetzt ist es gar nicht mehr möglich, den Zustand tiefer und wirksamer Entspannung zu erreichen. Selbst bei körperlicher Ruhe kommt der Geist nicht mehr zum Abschalten. Wir können nicht mehr runterfahren, bis wir irgendwann ausbrennen. Das kann prinzipiell jedem Menschen passieren. Aber bei allen Menschen mit Migräne ist die Gefahr deutlich größer. Aufgrund der höheren Grundanspannung startet Stress bereits auf einem höheren Level und läuft meist heftiger ab. Außerdem fällt es dem Gehirn sowieso schwer, sich zu entspannen – was das Risiko, chronischen Stress zu haben, noch einmal erhöht. Deshalb ist Stress einer der häufigsten und stärksten Auslöser für Migräneattacken.

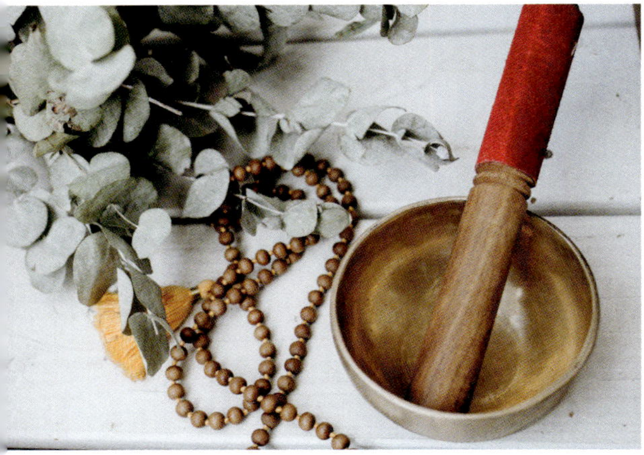
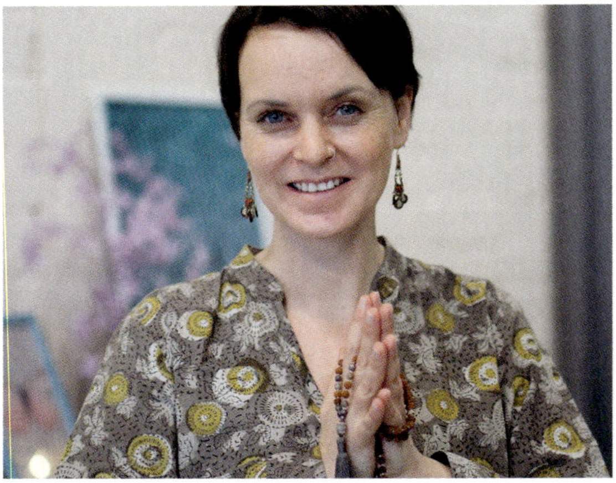
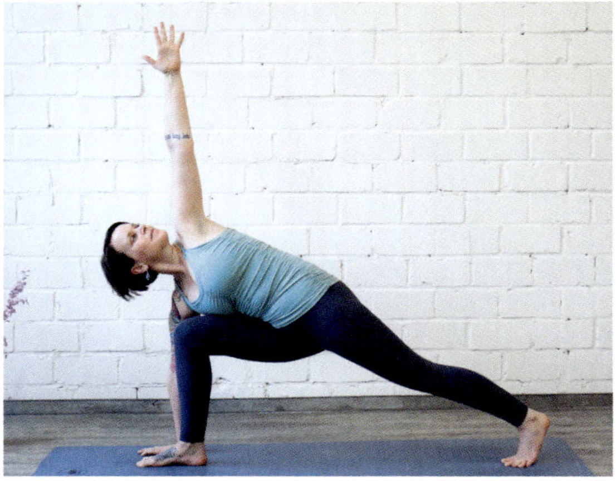
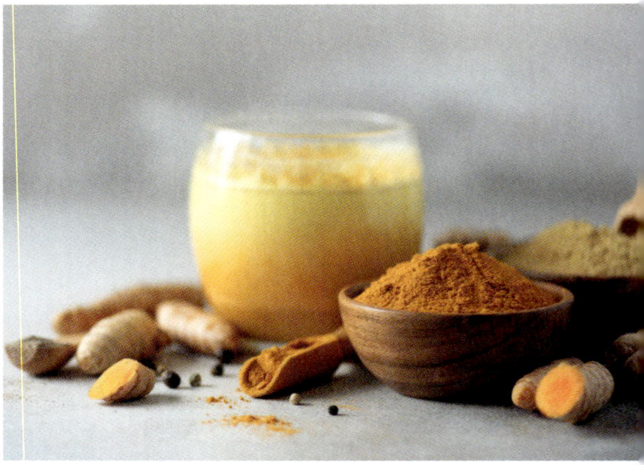

2

Was du über Ayurveda wissen solltest

Was ist Ayurveda?

»In der ayurvedischen Lehre geht es ganz einfach darum, dein einzigartiges Selbst zu verstehen und so zu sein, wie es tief in dir angelegt ist.«
Dr. Manjiri Nadkarni

Dieses Zitat fasst für mich wunderbar zusammen, was Ayurveda ist: ein Medizinsystem, eine uralte Philosophie und ein Leitfaden für jeden Menschen an jedem Tag seines Lebens. Ayurveda ist eine Einladung, sich selbst wieder kennenzulernen und auf diese Weise ganz natürlich in Balance zu kommen. Das Interessante ist, dass es im Ayurveda eben nicht nur um die körperliche Gesundheit geht. Ebenso beschäftigt er sich mit Fragen zum geistigen und seelischen Wohlbefinden. Ein Leben im Einklang mit sich selbst wird angestrebt, in dem jeder sein einzigartiges Potenzial erkennen und entfalten darf.

Übersetzt man das Wort *Ayurveda* aus dem Sanskrit, der alten indischen Sprache, ins Deutsche, bedeutet es »das Wissen vom Leben«. Bei diesem ganzheitlichen Medizinsystem geht es also nicht nur um eine Krankheitslehre, wie wir es von unserem westlichen Gesundheitswesen her kennen, sondern auch um das Wissen, wie wir möglichst lange ein Leben in Harmonie und Gesundheit führen können. Ayurveda ist immer und auf jeden anwendbar und trotzdem ganz individuell. Die Grundprinzipien sind zeit- und ortsunabhängig. Deshalb stellt Ayurveda auch heute noch einen wertvollen Wissensschatz für uns dar.

Im Ayurveda geht es vorrangig darum, den Menschen gesund zu erhalten, also der Entstehung von Krankheiten vorzubeugen. In der westlichen Medizin nennen wir das Prävention. Erst sekundär geht es um die Behandlung von Krankheiten. Das ist etwas, was wir von unserem Gesundheitssystem nicht gewohnt sind. Unsere Schulmedizin ist vor allem dafür da, Erkrankungen zu heilen oder zumindest zu lindern. Die wenigsten Menschen suchen hier einen Arzt auf, wenn sie sich weitestgehend gesund fühlen. Oder würdest du das tun? In unserem

System ist das auch gar nicht vorgesehen: Eine Praxis für Präventivmedizin habe ich noch nirgendwo gesehen. Im Ayurveda dagegen ist es völlig normal, einen Arzt zurate zu ziehen, um die Gesundheit zu erhalten. In ayurvedischen Krankenhäusern in Indien gibt es eigene Abteilungen, die sich nur mit der prophylaktischen Behandlung von Patienten beschäftigen. Das finde ich einen großartigen Ansatz, der mir in meiner Arbeit als Schulmedizinerin stets gefehlt hat. Warum warten, bis man ernsthaft krank wird?

Was Ayurveda in meinen Augen zusätzlich besonders macht – hier unterscheidet es sich deutlich von der Schulmedizin –, ist die Möglichkeit, selbst wirksam zu werden. Du hast deine Gesundheit selbst in der Hand und kannst viel bewirken. In der westlichen Medizin sind wir es gewohnt, alle Verantwortung für unsere Gesundheit an den Arzt abzugeben. Wir verlassen uns auf die Wirkung von Tabletten, die in den meisten Fällen noch nicht einmal die Ursache der Erkrankung behandeln, sondern nur deren Symptome. Ayurveda lehrt dich, wie du dich selbst wieder in Balance bringen und die Ursache (etwa deiner Migräne) behandeln kannst. Der Ayurvedaarzt kann dich unterstützen, dir wichtige Hinweise geben, aber der Akteur auf der Bühne deiner Gesundheit bist und bleibst du. Genau das finde ich so wertvoll und spannend. Dir wurde dieses wunderbare Leben geschenkt. Und es ist an dir, es zu erhalten – in der besten Version, in der es dir eben möglich ist. Hierfür bietet dir Ayurveda hilfreiches Wissen.

Gesundheit ist zeitlos

Wie alt Ayurveda wirklich ist, kann man nicht genau sagen. Bevor man in Indien begonnen hat, Wissen niederzuschreiben, wurde es über Generationen mündlich vom Lehrer an den Schüler weitergegeben. Die ersten schriftlichen Hinweise auf Ayurveda finden sich in den wichtigsten Schriften der indischen Philosophie, den sogenannten *Veden*. Die älteste dieser Schriften, der *Rigveda*, wird auf 6000 Jahre vor unserer Zeitrechnung datiert. Aber schon lange zuvor gab es das Wissen vom Leben.

Natürlich könnte man fragen, ob so ein uraltes Wissen nicht völlig überholt ist. Schließlich legt der medizinisch-technische Fortschritt unserer Zeit nahe, dass sich ein Gesundheitssystem stets weiterentwickeln muss. Ayurveda arbeitet jedoch mit universellen Grundprinzipien und den Gesetzen der Natur, die sich niemals ändern und niemals ihre Gültigkeit verlieren. Genau das macht es so logisch und wirkungsvoll, unabhängig von Ort und Zeit. Ayurveda ist die Intelligenz deines Körpers. Er beschreibt die elementaren Zusammenhänge seiner Funktion. Aus diesem Wissen ergibt sich alles, was du für Heilung und Balance brauchst – auch heute noch.

Die fünf Elemente des Ayurveda

Ayurveda geht davon aus, dass der Mensch ein Abbild der Natur ist. Wir sind sozusagen eine Mikroversion unseres Universums, ein Mikrokosmos im Makrokosmos. Alles, was in der Natur passiert, die Zyklen des Tages oder die Jahreszeiten, geschieht auch in uns. Ayurveda kennt fünf Elemente, aus denen sich der gesamte Kosmos zusammensetzt: Feuer, Wasser, Erde, Luft und Äther (Raum) bilden unsere Welt. Auch wir Menschen bestehen aus diesen fünf Elementen. Aber: Jedes Lebewesen und jeder Gegenstand haben eine ganz individuelle Zusammensetzung dieser Elemente. Betrachtest du einen Stein im Vergleich zu einer Blume, wird das sehr schnell klar. Der Stein ist hart, stabil und unbelebt, die Blume leicht und lebendig. Trotzdem teilen sie sich alle Elemente.

Feuer bedeutet Wärme. Ohne Wärme können wir nicht leben. Feuer ist maßgeblich an unseren Stoffwechselprozessen und der Verdauung beteiligt. Darum sagt man im Ayurveda, dass das Feuer für Umwandlung, also für Transformation, steht. Wasser ist ebenfalls ein lebenswichtiges Element. Wir alle bestehen zum größten Teil aus Wasser. Es findet sich in jeder Zelle unseres Körpers, fließt durch uns hindurch, transportiert und nährt. Erde steht im Ayurveda für Stabilität. Sie ist kompakt und bildet unsere Struktur und Basis. Alles, was den Körper ausmacht, jedes Gewebe oder Organ, wird mithilfe des Elements Erde gebildet. Luft wird im Ayurveda nicht einfach nur als Sauerstoff gesehen, sondern bedeutet vor allem Bewegung. Darum wird das Element Luft manchmal mit Wind übersetzt, sozusagen mit bewegter Luft. Luft hat Einfluss auf alles, was sich in unserem Körper bewegt: sei es das Fließen des Blutes, die Bewegung der Muskulatur, die Ein- und Ausatmung oder die Bewegung von Informationen in unseren Nervenzellen.

Das fünfte Element im Ayurveda, Äther, wird mit dem Wort »Raum« übersetzt. Es ist für uns Europäer am schwersten zu greifen und zu begreifen. Rein körperlich gesehen bildet Äther alle Hohlräume, die sich in dir finden – etwa das Innere der Knochen, des Magen-Darm-Trakts oder der Lunge. Universell gesehen ist Äther das wichtigste Element, da es ohne den leeren Raum nichts anderes geben würde. Nur wo Raum ist, können die anderen Elemente ihn füllen. Jedes dieser fünf Elemente hat eine essenzielle Funktion in unserem Körper.

Die Doshas

Aus Sicht des Ayurveda gehen manche Elemente typischerweise mit anderen eine Verbindung ein, aus der sich die sogenannten *Doshas,* die Bioenergien im Ayurveda, entwickeln. Diese Doshas bestimmen die Rhythmen der Natur wie die Tageszeiten oder die Jahreszeiten, aber eben auch alles, was uns ausmacht. Ayurveda geht davon aus, dass alle Menschen in unterschiedlichem Maße aus einer Mischung dieser Doshas bestehen. Daraus ergeben sich die drei Konstitutionstypen *Vata, Pitta* und *Kapha.*

Jeder Mensch hat alle drei Qualitäten in sich, nur in einer individuellen Zusammensetzung. Diese einzigartige Mischung bezeichnet man als Grundkonstitution *(Prakriti).* Deine Prakriti ist so einzigartig wie dein Fingerabdruck. Du wirst auf der Welt niemanden finden, der denselben Fingerabdruck hinterlässt. Wir alle werden mit einer bestimmten Grundkonstitution geboren. Die Mondphase,

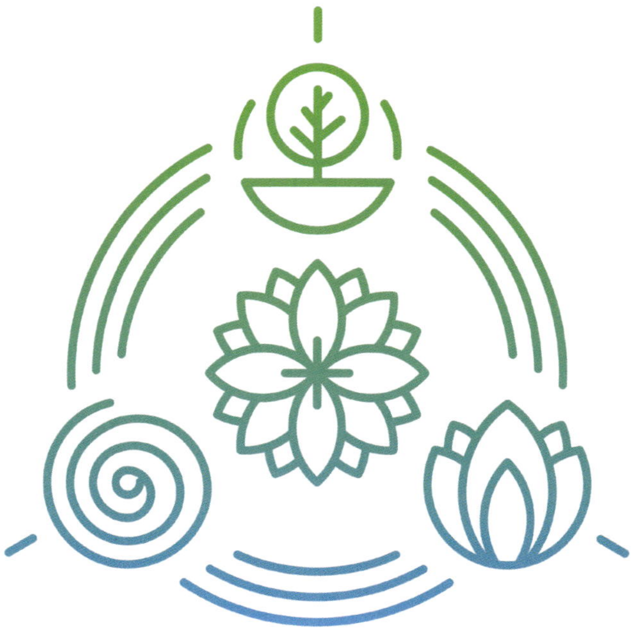

Je zwei der fünf Elemente bilden zusammen ein Dosha. Diese Funktionsprinzipien oder Bioenergien heißen Vata, Pitta und Kapha.

der Stand der Planeten, die Jahreszeit, das Klima und nicht zuletzt die Doshas unserer Eltern zum Zeitpunkt der Empfängnis haben Einfluss auf unsere Prakriti.

Im Laufe unseres Lebens, im Prinzip schon mit der Geburt, verändert sich diese Prakriti. Die veränderte Konstitution nennt man *Vikriti*. Die Vikriti ist eine Abweichung von unserer Geburtskonstitution. Wir befinden uns nicht mehr in unserer ursprünglichen Balance. Alles, was wir tun, unsere Ernährung, unsere Lebensweise und unsere Gedanken und Emotionen, haben Einfluss auf die Doshas. So entsteht mit der Zeit ein Dosha-Ungleichgewicht, was zu kurzfristigen Symptomen und unbehandelt langfristig zu chronischen Erkrankungen führen kann. Das Ziel des Ayurveda ist es, den Menschen wieder in sein ursprüngliches Gleichgewicht zu bringen und so der Entwicklung von Erkrankungen vorzubeugen oder bereits entstandene Erkrankungen zu heilen. Dabei ist es wichtig, sich klarzumachen, dass es nicht darum geht, alle drei Doshas gleich ausgeprägt zu besitzen. Balance bedeutet im Ayurveda, in dem Gleichgewicht zu sein, das bei der Geburt bestanden hat. Manchmal sind es nur kleine Schritte dorthin, manchmal ist es auch ein langer Weg. Aber ich verspreche dir, es lohnt sich, ihn zu gehen.

Durch die Zusammensetzung der Doshas aus den verschiedenen Elementen wird die Funktion des Doshas bestimmt. Jedes Dosha hat ganz besondere Eigenschaften und Qualitäten und übernimmt unterschiedliche Aufgaben im Körper. Die individuelle Mischung der Doshas in dir bestimmt nicht nur, wie du aussiehst, sondern auch dein Verhalten. Was genau Vata, Pitta und Kapha ausmacht, ist essenziell für das Verständnis, wie du mithilfe des Ayurveda deine Migräne lindern kannst. Deshalb möchte ich dir im Folgenden die einzelnen Doshas mit ihren typischen Eigenschaften und Qualitäten erklären.

Vata

Vata ist das leichteste und instabilste aller Doshas und gerät daher auch am schnellsten aus dem Gleichgewicht. Es setzt sich aus den Elementen Luft und Raum zusammen. Vata wird im Ayurveda als das Prinzip der Bewegung bezeichnet: Es steuert jede Bewegung in deinem Körper. Vata ist verantwortlich für die Ein- und Ausatmung, den Herzschlag, die Bewegung deiner Muskulatur, den Kreislauf und Transport aller Substanzen im Organismus, die Entsorgung von Abfallprodukten und die Wehen bei der Geburt. Auch die Bewegung des Geistes und der Gedanken ist nur möglich durch Vata.

Dem Vata-Dosha werden spezielle Qualitäten zugeordnet, und zwar »leicht«, »dynamisch«, »trocken«, »kalt«, »rau« und »instabil«. Vata ist von besonderer Bedeutung, da es von den beiden anderen Doshas benötigt wird, um deren Funktionen zu erfüllen. Ohne die Bewegung von Vata können Pitta und Kapha ihre Kraft nicht entfalten.

Jedem Dosha wird im Körper ein Hauptsitz zugeschrieben. Der Hauptsitz von Vata ist der Dickdarm. Ein hoher Anteil von Vata in der Geburtskonstitution führt zu besonderen körperlichen Merkmalen. Ein Mensch mit einem dominanten Vata-Dosha ist eher schlank und flexibel. Er hat feine, meist dunkle Haare und tief liegende, dunkle Augen. Die Haut ist oft trocken und rau. Der Appetit ist unregelmäßig und ein Vata-Mensch verspürt wenig Durst. Menschen mit viel Vata haben oft Probleme mit der Verdauung, die sich in Verstopfung oder Blähungen äußern. Außerdem sind die Hände und Füße häufig kalt.

Mental und emotional betrachtet sind Vata-Menschen aufmerksam und kreativ, handeln rasch und überlegen nicht lang. Sie sind sehr begeisterungsfähig, können deshalb aber auch sprunghaft sein. Auch sind Menschen mit viel Vata sehr sensibel für die Schwingungen anderer Menschen und somit sehr empathisch. Eine Vata-Störung äußert sich in Austrocknung, Blähungen, Verstopfung, Kältegefühl, Gelenkbeschwerden, Gewichtsverlust und frühzeitigen Alterserscheinungen. Ganz typisch sind Schmerzen im unteren Rücken und Migräne. Emotional sind Angst und innere Unruhe ein großes Thema. Hieraus resultieren oft Schlafstörungen.

Pitta

Pitta ist das kraftvollste der drei Doshas. In ihm vereinigen sich die Elemente Feuer und Wasser, wobei Feuer klar dominiert. Es ist das Prinzip der Umwandlung und Transformation. Pitta ist für alle Stoffwechselprozesse im Körper verantwortlich wie die Verdauung oder den Zellstoffwechsel. Es regelt die Körpertemperatur, Hunger und Durst und ist für das Sehen notwendig. Die Qualitäten von Pitta sind »heiß«, »kraftvoll«, »scharf« und »durchdringend«.

Der Hauptsitz von Pitta ist im Magen und Dünndarm. Menschen mit einem hohen Pitta-Anteil haben einen mittleren, oft muskulösen Körperbau und ein normales Gewicht. Sie haben eher helle Haut, die manchmal zu Sonnenbrand neigt, und viele Sommersprossen. Die Haare sind fein, meist blond oder rötlich. Ihre Augen sind hell, klar und oftmals lichtempfindlich.

Pitta-Menschen sind höchst diszipliniert, zielstrebig, leidenschaftlich, mutig und intelligent, manchmal aber auch starrköpfig und perfektionistisch. Sie sind selten zufrieden – nicht nur mit anderen, sondern auch mit sich selbst. Dabei regen sie sich leicht auf. Ist Pitta erhöht, entstehen Ärger, Ungeduld, Hass und Eifersucht. Auf körperlicher Ebene finden sich jede Art von entzündlichen Erkrankungen, vor allem Entzündungen der Haut. Es kann zu Störungen von Appetit und Verdauung kommen, hier vor allem zu Durchfall und Sodbrennen.

Kapha

Die Elemente des Kapha-Doshas sind Wasser und Erde. Kapha ist das Struktur- oder auch Stabilitätsprinzip. Es hält Zellen und Gewebe zusammen und versorgt alle Teile des Körpers mit Wasser. Seine Funktionen sind die Stabilität der Gelenke und Knochen, die Versorgung der Gewebe mit Feuchtigkeit und die Stärkung des Immunsystems. Kapha ordnet man die Qualitäten »kalt«, »schwer«, »ölig« und »kompakt« zu.

Der Hauptsitz von Kapha im Körper ist im Bereich des Brustkorbs. Kapha-Typen sind eher kräftig gebaut und haben dickes, oft lockiges, dunkles Haar. Die Haut ist glatt und ölig. Die Augen sind groß und meist dunkel. Der Appetit ist gut, die Verdauung aber langsam, was häufig zu Gewichtsproblemen führt. Der Geist ist ruhig und ausgeglichen. Kapha-Menschen sind gutmütig, geduldig, ausgeglichen, haben ein gutes Gedächtnis und Durchhaltevermögen. Ist Kapha im Gleichgewicht, steht es für Liebe, Gelassenheit und Versöhnlichkeit.

	Vata	Pitta	Kapha
Elemente	Luft und Raum	Feuer und Wasser	Erde und Wasser
Prinzip	Bewegung	Transformation	Stabilität
Eigenschaften	Leicht, dynamisch, trocken, kalt, rau und instabil	Heiß, kraftvoll, scharf und durchdringend	Kalt, schwer, ölig und kompakt

Die Doshas im Überblick

Eine Erhöhung des Kapha-Doshas äußert sich in Trägheit, Anhaftung und Gier. Körperlich finden sich oft Verdauungsstörungen, Wassereinlagerungen in den Geweben und Verschleimungen in den Atemorganen. Auch unsere heutigen sogenannten Volkskrankheiten wie Übergewicht, Diabetes, Bluthochdruck und die daraus resultierenden Erkrankungen des Herz-Kreislauf-Systems wie Schlaganfälle und Herzinfarkte resultieren zumeist aus einer Erhöhung des Kapha-Doshas.

Das Dosha-Dogma

Schaust du dir die mentalen und körperlichen Beschreibungen der einzelnen Doshas an, wirst du automatisch versuchen, dich einem Dosha zuzuordnen. Dabei wirst du feststellen, dass du Merkmale des einen, aber auch des anderen Doshas in dir findest. Das ist ganz normal, da wir immer eine Mischung aus allen drei Doshas sind. So kannst du Merkmale von Vata, Pitta und auch Kapha an und in dir entdecken.

Wenn du dich schon ein wenig mit Ayurveda beschäftigt hast, wirst du an dieser Stelle sicher einen Dosha-Test, also eine sogenannte Konstitutionsanalyse, erwarten. Mithilfe solcher Tests soll man durch die Beantwortung einiger Fragen sein Dosha bestimmen können. Einen solchen Test habe ich jedoch bewusst nicht aufgenommen. In unserer westlichen Welt gibt es, sobald man mit Ayurveda in Kontakt kommt, etwas, was eine Kollegin von mir gern das »Dosha-Dogma« nennt. Wir wollen immer sofort wissen, welches Dosha wir sind, und setzen uns damit selbst Scheuklappen auf. Haben wir einmal mithilfe eines Dosha-Selbsttests bestimmt, was wir vermeintlich sind, ist es nicht schwer, in Büchern oder im Internet Informationen zu finden, wie wir uns verhalten sollen. Es finden sich dort sogar Nahrungsmittellisten, die dir genau sagen, was du zu essen und was du zu meiden hast. Das sehe ich sehr kritisch. Warum? Das möchte ich dir erklären.

Die Energie der Doshas findet sich in den Tages- und Jahreszeiten wieder. Auch unsere Lebensphasen werden nach den Doshas eingeteilt. Daran siehst du schon, wie wechselhaft das Vorhandensein eines Doshas in dir sein kann. Ein heute durchgeführter Test kann in einer Woche oder einem Monat, und ganz bestimmt in einem Jahr, ganz anders ausfallen. Außerdem unterscheiden diese Tests meistens nicht zwischen deiner Geburtskonstitution (Prakriti) und Vikriti, also deinem aktuellen Dosha-Ungleichgewicht. Versuchst du nun, selbstständig anhand deiner Testergebnisse dein ganzes Leben umzustellen, um dein vermeintlich erhöhtes Dosha zu reduzieren, kannst du dich damit schlimmstenfalls noch mehr ins Ungleichgewicht bringen. Deshalb sollte die Bestimmung deiner aktuellen Situation, und noch viel mehr deiner Geburtskonstitution, und die daraus resultierenden Empfehlungen einem ausgebildeten Ayurvedamediziner überlassen werden.

Warum erzähle ich dir dann überhaupt etwas über die Doshas? Ganz einfach: Die Eigenschaften der einzelnen Doshas zu kennen hilft dir, wieder mehr in Kontakt mit dir selbst zu kommen. Im Ayurveda geht es darum zu spüren, was gerade ist, und zu verstehen, was du aktuell brauchst. Das ist für dich als Mensch mit Migräne besonders wichtig, da du ohnehin ständig darauf fokussiert bist, was in deinem Kopf passiert, und den Kontakt zu deinem Körper oftmals verloren hast. Das Wissen über die Doshas stellt diesen Kontakt wieder her. Zudem ist es eine spannende Reise zu sich selbst. Vielleicht hast auch du den einen oder anderen Aha-Effekt.

Wie funktioniert Ayurveda?

Ayurveda wirkt auf den ersten Blick sehr komplex und kompliziert. Man bekommt schnell den Eindruck, man müsse sein ganzes Leben ändern und sich an strenge Vorgaben halten. Ich habe eine gute Nachricht für dich: Der Schein trügt. Ayurveda ist im Grundprinzip völlig undogmatisch. Es gibt kein Muss. Es geht um eine gesunde Lebensführung, die ganz individuell auf den einzelnen Menschen zugeschnitten ist und nicht, wie in der klassischen westlichen Medizin, auf das Symptom oder die Krankheit. Ayurveda lehrt uns, in Einklang mit der Natur und unserem eigenen Biorhythmus zu leben. Herauszufinden, was man gerade braucht, ist das Ziel. Es geht also nicht darum, sich streng an irgendwelche Listen zu halten. Es ist ein schönes Gefühl, selbst etwas für seine Gesundheit tun zu können und zu spüren, wenn eigenes Handeln positiv wirkt. Mit ein bisschen Übung und Geduld wird es auch dir gelingen, den Kontakt zu deinem Körper wiederherzustellen.

Die drei Schlüssel der Gesundheit: Verdauung, Agni und Ama

Im Ayurveda geht es vor allem um den Stoffwechsel. Aus den Bestandteilen der Nahrung werden alle Körpergewebe gebildet und genährt, die Zellen des Körpers erneuert und unser Immunsystem gestärkt. Funktioniert der Stoffwechsel, können wir alles gut verdauen, was wir uns zuführen. Und damit ist nicht nur die Nahrung gemeint, sondern auch mental-emotionale Kost wie Freude oder Ärger. Nicht umsonst gibt es Sprichwörter wie »Das liegt mir schwer im Magen« oder »Das muss ich erst mal verdauen«.

Für eine gute Verdauung ist unser Verdauungsfeuer (im Ayurveda *Agni* genannt) von besonderer Bedeutung. Agni ist im Bereich des Magens lokalisiert. Aus unserer westlichen Sicht könnte man Agni am ehesten mit den Verdauungsenzymen im Magen vergleichen. Je nach Geburtskonstitution sind wir mit einem unterschiedlich starken Agni ausgestattet. Während das Verdauungsfeuer bei Pitta hoch lodert, ist es bei Vata eher unbeständig und bei Kapha träge. Kommt

Du bist nicht, was du isst, sondern was du verdauen kannst!

Diesen Spruch kennst du vermutlich, wenn auch etwas anders. Um deinen Körper optimal zu nähren, ist nicht nur wichtig, was du isst, sondern was davon faktisch in deinen Geweben ankommt. Bei einem schwachen Agni kann es sein, dass all die guten Bestandteile deiner Nahrung gar nicht deinen Stoffwechsel erreichen. Um eine Idee zu bekommen, wie dein Stoffwechsel gerade funktioniert, ist es hilfreich, sich den Stuhlgang anzusehen. Wir im Westen reden nicht gern über das Thema Verdauung. Im Ayurveda dagegen ist es etwas ganz Natürliches zu fragen, wie der Stuhlgang war. Es ist sogar wesentlich, um herauszufinden, ob du dich in Balance befindest oder nicht.

Wie sollte der optimale Stuhlgang sein? Aus ayurvedischer Sicht ist es wichtig, mindestens einmal am Tag den Darm zu entleeren, und zwar vollständig. Der Stuhlgang sollte geruchsarm sein, leicht und, wie wir Mediziner sagen, geformt, also nicht flüssig. Optimal wäre die Konsistenz von Zahnpasta oder einer reifen Banane. Außerdem ein gutes Zeichen: Es sollte nur wenig Stuhl auf dem Toilettenpapier zu sehen sein und möglichst wenig in der Kloschüssel kleben bleiben. Am besten ist es, den Darm am Morgen zu entleeren, circa 30 bis 60 Minuten nach dem Aufstehen. Abweichungen von diesen Kriterien sagen dir, dass etwas mit deiner Verdauung nicht in Ordnung ist.

Richte in den nächsten Tagen einmal dein Augenmerk auf deine Verdauung und schau dir an, ob diese aus ayurvedischer Sicht optimal funktioniert.

es dann noch zu einem Ungleichgewicht eines oder mehrerer Doshas, kann das zu einem gestörten Agni führen. Ist Agni gestört, kann es das, was wir uns zuführen, nicht mehr ausreichend verstoffwechseln. Es kommt zur Bildung von Rückständen (Schlacken). Im Ayurveda nennen wir dieses »Unverdaute« *Ama*. Ama kann sich in den Geweben unseres Körpers ablagern. Wird es nicht mehr abtransportiert, kann es wiederum zu einer Störung der Doshas kommen und zur Entwicklung chronischer Erkrankungen.

Ziel des Ayurveda ist daher, das Agni hochzuhalten und uns von Ama zu reinigen. Auch hier steht die Prävention an erster Stelle: Um der Entstehung von Ama vorzubeugen, sollte man neben einem guten Agni auf eine ausgewogene Ernährung achten. Weitere wichtige Bausteine im Ayurveda sind das richtige Verhalten bezogen auf den eigenen Biorhythmus, eine Achtsamkeitspraxis (mithilfe von Yoga, Meditation und Atemtechniken) sowie die Anwendung von Heilpflanzen und Reinigungspraktiken.

Was bedeutet Gesundheit im Ayurveda?

Ayurveda hat eine klare Definition von Gesundheit, die über unsere klassisch-schulmedizinische, aber auch meist über unsere individuelle Vorstellung hinausgeht. Das finde ich sehr spannend und hilfreich, weil dieses Verständnis unseren Blick erweitert und vertieft. Als gesund gelten wir im Ayurveda, wenn

- unsere Doshas im Gleichgewicht sind,
- unser Agni (das Verdauungsfeuer) gut und beständig funktioniert,
- alle Gewebe des Körpers gesund sind,
- die Abfallprodukte des Körpers wie Urin oder Stuhlgang regelmäßig ausgeschieden werden,
- die Sinnesorgane perfekt funktionieren sowie Geist und Seele klar, stabil und in Harmonie sind.

Schaut man sich diese Punkte genauer an, fällt auf, dass es gar nicht so einfach ist, aus ayurvedischer Sicht als gesund zu gelten. So tragen zum Beispiel mehr

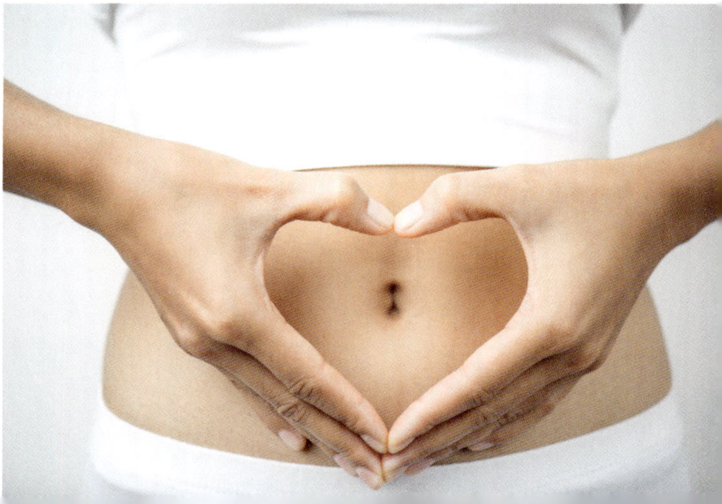

Unsere Gesundheit sitzt im Darm.

als die Hälfte der Deutschen eine Brille oder Kontaktlinsen und wären damit per obiger Definition nicht (vollkommen) gesund. Auch haben viele Menschen keinen regelmäßigen (täglichen) Stuhlgang. Aber hier geht es nicht darum, dogmatisch zu sein. Die Definition macht vielmehr darauf aufmerksam, dass Gesundheit mehr ist als die reine Abwesenheit körperlicher Symptome. Sie gibt zudem eine Anleitung, worauf es zu achten gilt, um in Balance zu bleiben beziehungsweise diese wiederherzustellen.

In der westlichen Welt gehen wir erst zum Arzt, wenn wir uns wirklich krank fühlen. Wir merken erst, dass irgendetwas nicht in Ordnung ist, wenn wir Symptome zeigen, die wir nicht mehr ignorieren oder mit Stress erklären können. Dabei signalisiert uns unser Körper schon viel früher, wenn etwas nicht in Ordnung ist. Verdauungsbeschwerden zum Beispiel sind ein häufiges Problem hierzulande. Täglicher Stuhlgang wird im Westen jedoch nicht als normal angesehen beziehungsweise beunruhigt es niemanden, wenn er einen oder zwei Tage nicht zur Toilette kann. Auch Blähungen oder saures Aufstoßen sind schon Zeichen dafür, dass der Körper nicht gesund ist. Doch wir halten solche Symptome meist für ganz normal. Ein weiteres Beispiel für unseren zu sorglosen Umgang mit Krankheitssymptomen sind Schlafstörungen. Es gibt unglaublich viele Menschen, die aus verschiedensten Gründen nicht ein- oder durchschlafen können. Für einen Ausdruck von Krankheit hält das in der Regel niemand. Ayurveda dagegen sagt: Wenn der Schlaf gestört ist, bist du im Ungleichgewicht und solltest behandelt werden. Du siehst also: Schon kleine, frühzeitige Symptome geben dir ein Signal, dass es Zeit ist zu handeln!

Hierzu zählt auch die Migräne. Im Westen nehmen wir Migräne als gegeben hin: Manche Menschen haben nun mal eine entsprechende Veranlagung, die man nicht ändern kann. Ayurveda sieht das ganz anders, mehr dazu später.

Wie entsteht Krankheit aus Sicht des Ayurveda?

Um zu verstehen, wie Ayurveda wirkt, müssen wir uns anschauen, wie aus ayurvedischer Sicht Krankheiten entstehen. Ayurveda besitzt ein völlig anderes Krankheitskonzept als das, das wir im Westen kennen. Das westliche Krankheitsmodell, in dem auch ich viele Jahre zu Hause war, arbeitet mit Diagnosen. Verschiedene Symptome oder Fehlfunktionen des Körpers werden zu einer Diagnose zusammengefasst. Für die entsprechende Diagnose gibt es dann einen klar definierten Behandlungsweg.

Schauen wir uns das einmal am Beispiel der Zuckerkrankheit, des Diabetes mellitus, an. Kommt es im Körper zu einer Störung der Zuckerverwertung und damit zu wiederkehrend erhöhtem Blutzucker durch einen Mangel an Insulin, spricht man von Diabetes. Dieser kann viele verschiedene Ursachen haben: Der Insulinmangel kann schon früh in der Jugend oder im jungen Erwachsenenalter durch eine Fehlfunktion der insulinbildenden Zellen der Bauchspeicheldrüse auftreten. In diesem Fall spricht man von Diabetes Typ I. Kommt es erst in späteren Jahren durch eine sogenannte Insulinresistenz, hervorgerufen durch eine schlechte Lebensweise und falsche Ernährung, zu einem Fehlen von Insulin im Körper, handelt es sich um Diabetes Typ II. Therapie der Wahl ist bei beiden Erkrankungen Insulin. Entweder setzt man es von außen zu, was bei Typ-I-Diabetikern die einzige Option ist. Oder man versucht, mithilfe von Tabletten den Insulinspiegel zu erhöhen, was bei Typ-II-Diabetikern häufig der Fall ist, neben einer Therapie mit Insulin. Diese Vorgehensweise macht nach unserem westlichen Verständnis von Krankheit Sinn: Das, was fehlt, muss von außen zugesetzt werden.

Vergleicht man das damit, wie Ayurveda Krankheit sieht, ergibt sich ein ganz anderes Bild. Wir kennen im Ayurveda keine Diagnosen. Vielmehr arbeiten wir mit sogenannten Ungleichgewichten (mit Disbalancen). Dabei handelt es sich immer um ein Ungleichgewicht der Doshas Vata, Pitta oder Kapha – oder um eine Kombination ebendieser. Jede Abweichung von der Geburtskonstitution (Prakriti) ist definitionsgemäß schon ein Ungleichgewicht. Diese Disbalance (Vikriti) kann entweder milde Symptome, die kaum merklich und nicht sehr ausgeprägt sind, oder schwere Symptome wie zum Beispiel Migräne verursachen.

Kehren wir zu dem Beispiel von Diabetes zurück. Nach Ayurveda handelt es sich bei Diabetes nicht um eine eigenständige Erkrankung, sondern um ein Symptom eines Ungleichgewichts. Gemeinsam mit vielen anderen großen und kleinen Symptomen betrachtet, kann ein Ayurvedamediziner das aktuelle Ungleichgewicht bestimmen – in diesem Fall wahrscheinlich ein erhöhtes Kapha, da Diabetes den Kapha-Symptomen zugeordnet wird. So unterscheidet sich die Therapie im Ayurveda vollständig von der, die wir im Westen anwenden. Es wird nicht der Diabetes behandelt, sondern die Kapha-Störung. Außerdem muss die Behandlung immer individuell auf den Patienten zugeschnitten werden, weil eine Kapha-Störung nie der anderen gleicht. Es wird gewissermaßen keine Krankheit behandelt, sondern immer der ganze Mensch.

Ayurveda kennt sechs Phasen der Krankheitsentstehung, die ich dir hier nicht einzeln aufzählen möchte. Wichtig zu wissen ist nur, dass wir bis zur vierten Phase allein durch unser Verhalten, unsere Gewohnheiten in Bezug auf die Tagesabläufe und unsere Ernährung in der Lage sind, den Prozess der Krankheitsentstehung wieder rückgängig zu machen. Erst ab der fünften Phase muss ein Ayurvedaarzt tätig werden. Das zeigt meiner Meinung nach wunderschön, wie Ayurveda dich ermächtigt, selbst etwas für deine Gesundheit zu tun. Die Mittel hierfür, in Bezug auf deine Migräne, möchte ich dir mit diesem Buch an die Hand geben.

Wie wirkt Ayurveda bei Migräne?

Nachdem ich dir erklärt habe, wie Ayurveda Krankheit sieht, stellt sich die Frage, wie man ayurvedisch Migräne betrachtet und behandelt. Die Diagnose Migräne gibt es im Ayurveda so nicht. Kopfschmerz ist ein Symptom, das einer Erhöhung des Vata-Doshas zugeordnet wird. In den alten ayurvedischen Schriften wird aber ein besonderer Kopfschmerz beschrieben, der genau auf die Symptome einer Migräne passt. Doch nicht nur Vata ist bei Migräne im Spiel, auch Pitta findet sich hier wieder.

Schauen wir uns die schulmedizinische Erklärung der Entstehung der Migräne einmal aus ayurvedischer Sicht an. Zu Beginn habe ich dir erzählt, dass du mit einem übermäßig aktiven Nervensystem auf die Welt gekommen bist. In deinem Kopf ist ständig Bewegung. Deine Gedanken und Emotionen kommen nie zur Ruhe. Das ist typisch für Vata, das Prinzip der Bewegung. Vata steht nie still, ist dynamisch und instabil. Es bewegt deine Gedanken und Nervenimpulse in rasendem Tempo, was letztlich zum völligen Leerlaufen deiner Energiespeicher führt. Die sterile Entzündung an den Gefäßen deines Gehirns durch die Ausschüttung von Entzündungsbotenstoffen kann man dem Pitta-Dosha zuordnen, da ein Übermaß an Hitze zu Entzündungen im Körper führt. Du hast also aufgrund deiner Geburtskonstitution eine Veranlagung (Prädisposition), Migräne zu entwickeln – in dem Punkt sind sich Ayurveda und Schulmedizin einig. Aber erst wenn dein Vata ins Ungleichgewicht gerät, zeigst du Migränesymptome.

Im Ayurveda ordnen wir jedem Dosha ein Sinnesorgan zu und jedes Dosha hat einen typischen Sitz im Körper. Mithilfe dieses Wissens kann man die Symptome einer Migräneattacke den einzelnen Doshas zuordnen.

- Das Sinnesorgan von **Vata** ist das Ohr. Menschen mit starker Lärmempfindlichkeit während einer Attacke haben meist einen hohen Vata-Anteil an ihrer Migräne. Vata ist für den starken, pulsierenden Schmerz verantwortlich und verursacht zudem Übelkeit, Benommenheit, eine Empfindlichkeit der Kopfhaut und Schwindel.
- Das Sinnesorgan von **Pitta** ist das Auge. Pitta ist vor allem verantwortlich für Lichtempfindlichkeit, Flimmersehen, unscharfes Sehen oder Sehen von Lichtblitzen vor oder während einer Attacke. Durchfall kommt ebenfalls von einem erhöhten Pitta.
- Die Nase wiederum wird **Kapha** als Sinnesorgan zugeordnet. Das führt zu einer Geruchsempfindlichkeit während der Migräne. Kapha verursacht auch das Erbrechen sowie ein Gefühl von Schwere in Kopf und Körper.

Das macht klar, wie die Therapie im Ayurveda funktioniert. Um ein erhöhtes Dosha auszugleichen, benötigt es das Gegenteil seiner Qualitäten. Was heißt das im Einzelnen? Damit du dich schnell an die Qualitäten der einzelnen Doshas erinnern kannst, hier noch einmal eine Übersicht:

Vata	Pitta	Kapha
• Kalt • Trocken • Leicht • Rau • Unbeständig/instabil	• Heiß • Kraftvoll • Scharf • Durchdringend	• Kalt • Schwer • Ölig • Kompakt

Die Qualitäten der Doshas

Hast du viele Vata-Symptome während der Attacke, brauchst du somit das Gegenteil von »kalt«, »rau« und »unbeständig«. Dir könnte etwas Wärmendes und Erdendes sehr guttun. Stellst du vermehrt Pitta bei dir fest, geht es darum, die Qualitäten »heiß«, »kraftvoll« und »durchdringend« auszugleichen. Auch hier kann dir Erdung helfen, aber du brauchst eher Kühlung als Wärme. Ist deine Attacke tendenziell Kapha-geprägt, verlangt dein Körper wiederum nach Wärme.

Learning by doing, also unmittelbares Ausprobieren, hilft dir letztendlich am meisten, deine Migräne besser zu verstehen und zu lindern. Denn oft finden wir eine Mischung der Dosha-typischen Symptome. Manchmal wechseln die Symptome sogar zwischen den einzelnen Attacken oder auch innerhalb einer Attacke. Ayurveda ist eine Erfahrungsmedizin. Es geht immer darum, sich selbst besser kennenzulernen, besser wahrzunehmen und so zu lernen, was man braucht. Wie du im Einzelnen für Erdung, Wärme oder Kühlung sorgen kannst, darauf werde ich im dritten Kapitel genauer eingehen (siehe ab Seite 55).

Es geht aber nicht nur um Linderung während der Attacke, sondern auch und vor allem darum, prophylaktisch wirksam zu werden, also zu verhindern, dass es zur nächsten Attacke kommt. Du möchtest vermeiden, dass dein Energiekontostand ins Minus gerät. Dabei kann Ayurveda dich ganz natürlich unterstützen. Durch einen Lebensstil im Einklang mit den Rhythmen der Natur erhältst du dein optimales Energielevel. Du zwingst deinen Körper nicht, sich entgegen der vorherrschenden Bioenergie zu verhalten, was ihn unglaublich viel Energie kostet, sondern du fließt mit seinem natürlichen Rhythmus. Wie das funktioniert, erkläre ich dir im dritten Kapitel, wenn es um die Dosha-Uhr geht (siehe Seite 58).

Deinen Energiekontostand immer im Plus zu halten heißt auch, dich entsprechend zu ernähren. In der westlichen Medizin wird dir empfohlen, regelmäßig zu essen. Ayurveda geht noch weiter: Er zeigt dir, wann und wie du deine Mahlzeiten einnehmen solltest und was sie enthalten sollten, damit du deinen Körper optimal nährst. Nicht zuletzt geht es darum, dein Energiekonto aufzuladen, wenn es doch einmal leergelaufen ist. Das gelingt dir mithilfe regelmäßiger Entspannung, Achtsamkeit und Yoga. Auch hierzu verrate ich dir im dritten Kapitel mehr (siehe ab Seite 55).

Ayurveda hat ganz viele praktische Tipps bereit, mit denen du aktiv etwas gegen deine Migräne tun kannst. Und noch etwas: Aus Sicht des Ayurveda ist Migräne heilbar. Wenn Vata wieder im Gleichgewicht ist, wirst du keine Attacken mehr bekommen. Du wirst zwar immer dieses besondere, hochsensible und damit leider auch anfällige Vata-Gehirn besitzen, das leicht dazu neigt, aus dem Gleichgewicht zu geraten. Mithilfe der Empfehlungen in diesem Buch weißt du aber, wenn es aus der Balance gerät. Und du weißt, wie du selbst wirksam handeln kannst.

Selbsttest 3: Welches Dosha überwiegt bei meiner Migräne?

Kreuze die Symptome an, die du überwiegend während deiner Migräne bemerkst. Das Dosha mit der höchsten Punktzahl ist dein dominantes Dosha während der Attacke. Jede Attacke kann natürlich variieren, aber in der Regel tauchen einige Symptome regelmäßig auf. Mit dem Wissen, welches Dosha bei dir vorherrschend ist und was die Qualitäten der einzelnen Doshas sind, kannst du ableiten, was dir individuell guttun könnte.

VATA

- ☐ Lärmempfindlichkeit
- ☐ Übelkeit
- ☐ Benommenheit
- ☐ Empfindlichkeit der Kopfhaut
- ☐ Schwindel
- ☐ Kältegefühl
- ☐ Mundtrockenheit

Gesamt: ______

PITTA

- ☐ Lichtempfindlichkeit
- ☐ Flimmersehen
- ☐ Unscharfes Sehen
- ☐ Lichtblitze
- ☐ Durchfall
- ☐ Hitzegefühl
- ☐ Sodbrennen

Gesamt: ______

KAPHA

- ☐ Geruchsempfindlichkeit
- ☐ Erbrechen
- ☐ Schmerzgefühl im Körper
- ☐ Ausgeprägte Müdigkeit
- ☐ Übermäßiger Speichelfluss
- ☐ Kältegefühl

Gesamt: ______

Stress aus Sicht des Ayurveda

Stress generell – und noch viel mehr chronischer Stress – führt aus Sicht des Ayurveda zu einer Erhöhung von Vata. Ein erhöhtes Vata wiederum ist verantwortlich für Migräne. Im ersten Kapitel habe ich erklärt, was aus schulmedizinischer Sicht im Körper bei Stress passiert und warum Stress für Menschen mit Migräne ein besonders sensibles Thema ist (siehe ab Seite 26). Jeder Mensch reagiert anders auf Stress. Der eine zieht sich zurück, der andere stürzt sich noch tiefer hinein. Der Schlüssel für einen besseren Umgang mit Stress ist Selbsterkenntnis. Zu verstehen, wie du in Stresssituationen funktionierst, ermöglicht es dir, in den Stresskreislauf einzugreifen. Du kannst zwar deine Umwelt nicht ändern, aber du bist stets in der Lage, dein Verhalten und deine Einstellung zu ändern.

Ayurveda betrachtet jeden Menschen in seiner individuellen Zusammensetzung der Elemente. Dementsprechend gibt es verschiedene Stresstypen. Wie alles im Ayurveda wird auch Stress aus Sicht der Doshas beleuchtet. Man unterscheidet den Vata-Stresstypen, den Pitta-Stresstypen, den Kapha-Stresstypen und auch Mischtypen. Meist ist ein Stresstyp eng mit der Geburtskonstitution verbunden. Trägst du von Geburt an viel Vata in dir, wirst du wahrscheinlich ein Vata-Stresstyp sein. Es gibt aber auch Menschen, bei denen das ganz anders ist. Deshalb lohnt es sich, einen Blick auf die Stresstypen aus Sicht des Ayurveda zu werfen.

- **Vata-Stresstyp:** Vata, als Prinzip der Bewegung, mit seinen Elementen Luft und Raum, führt dazu, dass man schnell die Bodenhaftung verliert. Vata-Stresstypen versuchen, alles gleichzeitig zu schaffen, und überfordern sich damit oft. Sie geraten förmlich in einen Strudel der Überforderung, aus dem sie nur schwer allein herauskommen. Kennst du den Spruch »auf zu vielen Hochzeiten gleichzeitig tanzen«? Das ist Vata! Vata-Stress führt häufig zu Schlafstörungen oder auch zu Angst beziehungsweise Panikstörungen.
- **Pitta-Stresstyp:** Pitta besteht vorwiegend aus dem Element Feuer. Ein Pitta-Stresstyp neigt dazu, noch mehr Gas zu geben, wenn er Stress hat, anstatt sich zurückzuziehen und zur Ruhe zu kommen. So verausgabt er sich am Ende und brennt sozusagen völlig aus. Das könnte man mit der schulmedizinischen Diagnose des Burn-outs vergleichen. Auch körperlich sieht man hier viel Pitta. In stressigen Phasen kommt es oft zu Bluthochdruck oder auch zu Sodbrennen und Magengeschwüren.

- **Kapha-Stresstyp:** Kapha hat viel Erde und Substanz. Kapha-Typen sind generell nicht so schnell gestresst. Es dauert, von außen betrachtet, sehr lange, bis sie wirklich in Stress geraten. Wenn ein Kapha-Typ aber Stress hat, zeigt sich das meist dadurch, dass er immer ruhiger wird. Er frisst viel in sich hinein und zieht sich zurück. Hier resultiert aus Stress gern mal eine depressive Phase.

Der Vergleich der einzelnen Stresstypen zeigt, wie wichtig es ist, jeden Menschen individuell zu betrachten. Pauschale Empfehlungen oder Handlungsanweisungen funktionieren hier nicht. Daher ist es essenziell, dass du deinen Ayurveda-Stresstyp kennst, um herauszufinden, was dir in einer stressigen Phase hilft. Ein Pitta-Stresstyp zum Beispiel braucht etwas völlig anderes als ein Kapha-Stresstyp. Der Selbsttest am Ende des Kapitels hilft dir dabei (siehe Seite 53).

Was genau die einzelnen Stresstypen brauchen, erkläre ich im Folgenden. Erinnere dich dabei an den Spruch »Gleiches zieht Gleiches an, Gegensätze erzeugen Balance«.

Was braucht der Vata-Stresstyp?

Erdung ist für Vata-Stresstypen das Wichtigste. Wenn bei dir gerade alles durcheinandergeht und du deinen Fokus verloren hast, hilft es, Routinen im Alltag aufzubauen. Tipps, wie du dir eine optimale Tagesroutine gestaltest, findest du im dritten Kapitel (siehe ab Seite 58).

Außerdem solltest du dir Zeit für Selbstfürsorge nehmen. Entspannung ist bei Vata-Stress oberstes Gebot. Aber wenn dein Vata besonders hoch ist, kann es schwierig sein, sich einfach mal hinzusetzen und zu entspannen. Darum ist es für Vata-Stresstypen essenziell, auf anderem Weg einen entspannten Zustand zu erreichen. Vielleicht hilft dir ein Spaziergang in der Natur, ein Abend mit ruhiger Musik, eine Massage oder auch eine angeleitete Meditation. Die Yogasequenz im dritten Kapitel wirkt ebenfalls erdend (siehe ab Seite 80), ebenso die Atemübungen (siehe ab Seite 113).

Auch über die Ernährung kannst du dein Vata beruhigen: Warme und reichhaltige Nahrung wirkt erdend auf den ganzen Körper. Beispiele für Lebensmittel, die Vata beruhigen, findest du ebenfalls in Kapitel 3 (siehe Seite 75).

Dort erfährst du auch, wie du deine Schlafqualität optimieren kannst (siehe ab Seite 132). Denn ausreichend Schlaf ist in stressigen Phasen ganz wichtig für dich. Versuche darüber hinaus, in Stresssituationen zu viele äußere Reize zu vermeiden. Fernsehen und Großveranstaltungen mit Reizüberflutungen erhöhen Vata nur zusätzlich.

Was braucht der Pitta-Stresstyp?

Pitta hat zu viel Feuer, daher braucht Pitta vor allem Kühlung. Kühlende Lebensmittel, also Lebensmittel mit den Geschmacksrichtungen »sauer«, »bitter« und »herb« (siehe Seite 68), schaffen Linderung bei Pitta-Stress. Vermeide in solchen Phasen scharfe und stark gewürzte Speisen. Diese würden Pitta erhöhen.

Achte in Phasen mit Pitta-Stress darauf, dass du dich nicht noch zusätzlich körperlich belastest. Eine typische Reaktion eines Pitta-Stresstypen wäre es, schweißtreibenden Sport zu praktizieren – dein Pitta läuft dann aber erst recht heiß. Setze stattdessen auf eine stabilisierende Yogapraxis (siehe ab Seite 78) oder Bewegung an der frischen Luft. Entspannung und gesunder Schlaf sind, wie bei Vata-Stress, relevante Faktoren.

Was braucht der Kapha-Stresstyp?

Um aus der Lethargie herauszukommen, die durch Stress entsteht, benötigen Kapha-Stresstypen Bewegung. Auch wenn es gerade jetzt besonders schwerfällt: Sport, bei dem man ein wenig ins Schwitzen gerät, ist ideal.

Kapha-Stresstypen neigen zur Anhaftung, vor allem an das stresserzeugende Thema. Es ist jetzt wichtig, das Loslassen zu üben und sich Ablenkung zu suchen. Kapha-Stresstypen sollten in Gesellschaft gehen, Freunde treffen und Dinge unternehmen, die sie mögen.

Wärme hilft generell gut. Vor allem leichte Nahrungsmittel, die gut verdaulich sind, sind jetzt empfehlenswert (siehe Seite 61).

Selbsttest 4: Welcher Ayurveda-Stresstyp bin ich?

Kreuze die Symptome und Verhaltensweisen an, die du bei dir in stressigen Phasen entdeckst. Das Dosha mit den meisten Kreuzen ist dein dominantes Dosha in Stresssituationen.

VATA IM STRESS

- ☐ Ich bin oft unkonzentriert, nervös und unruhig.
- ☐ Mich plagen Ängste und Unsicherheitsgedanken.
- ☐ Ich bin in meinen Entscheidungen sehr sprunghaft.
- ☐ Ich habe oft Angewohnheiten wie Nägelkauen oder Fußwackeln.
- ☐ Ich neige zu Verstopfung.
- ☐ Ich vergesse oft zu essen.
- ☐ Ich kann kaum schlafen.

Gesamt: _______

PITTA IM STRESS

- ☐ Ich trinke viel mehr Kaffee als sonst.
- ☐ Ich bin ungeduldig und kann keine Kritik vertragen.
- ☐ Ich bin leicht reizbar und reagiere schnell aggressiv.
- ☐ Ich habe oft Sodbrennen.
- ☐ Ich bekomme eine unreine Haut.

Gesamt: _______

KAPHA IM STRESS

- ☐ Ich fühle mich innerlich gehemmt und antriebslos.
- ☐ Ich habe lieber meine Ruhe und ziehe mich zurück.
- ☐ Ich fühle mich manchmal wie in einer Schockstarre.
- ☐ Ich habe öfter Heißhungerattacken.
- ☐ Ich bin sehr anfällig für Schnupfen.

Gesamt: _______

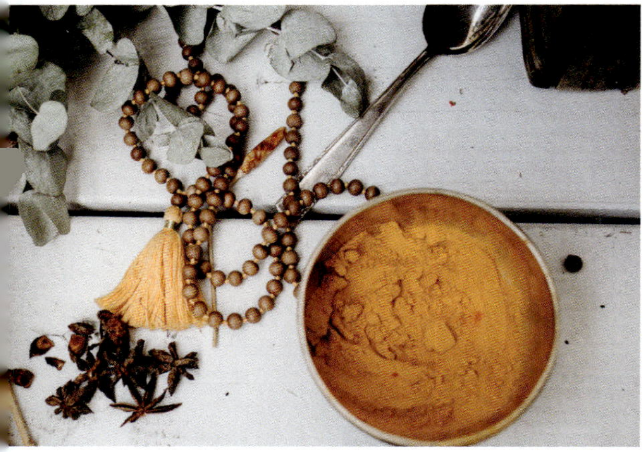
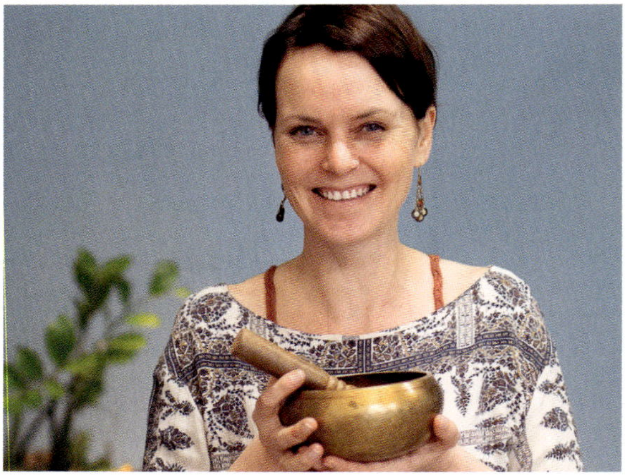
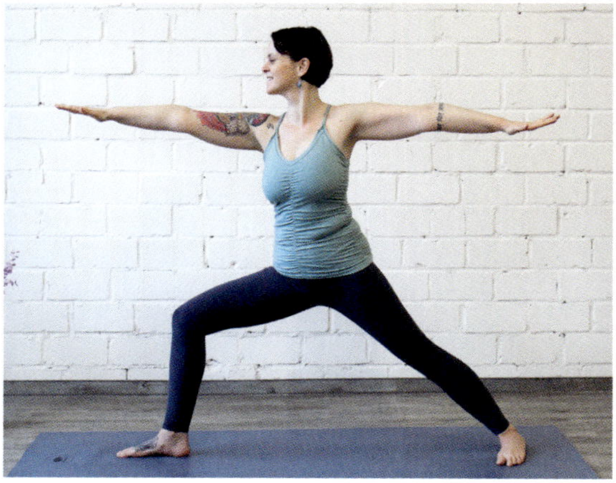
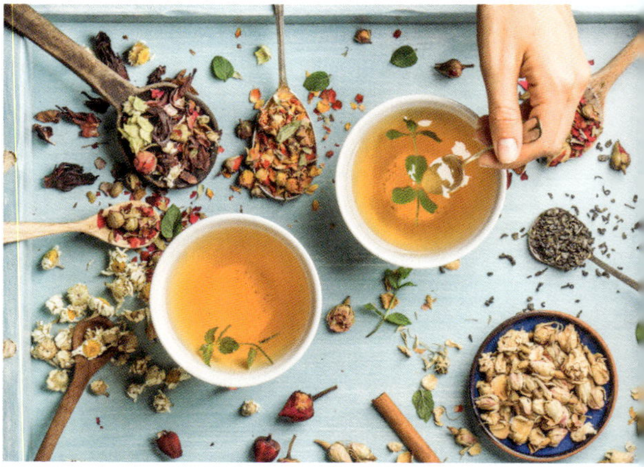

3

Migräne mit Ayurveda behandeln

Dein Commitment

Das Wundervolle an Ayurveda ist, dass er dich lehrt, wieder selbst wirksam zu sein. Du musst nicht mehr alle Verantwortung für deine Gesundheit an den Arzt abgeben, sondern nimmst die Zügel selbst in die Hand. Das mag anfangs ungewohnt sein, vielleicht sogar Angst machen. Damit die Veränderung gelingen kann, ist es meiner Meinung nach ganz wichtig, mit der richtigen mentalen Einstellung zu starten. Deshalb möchte ich dich zunächst einladen, ein Commitment, sozusagen ein Versprechen an dich selbst, zu formulieren. Es soll dir dabei helfen, fokussiert zu bleiben und deine Einstellung klar zu benennen. Das Ziel ist ein Leben mit weniger Migräne, mehr Lebensqualität und neuer Energie.

Wichtige Elemente eines solchen Versprechens sind die drei W-Fragen: was, wie lange und warum? Durch die Definition der Dauer, beispielsweise 30 Tage, bleibst du leichter am Ball. Wenn wir das Gefühl haben, ab sofort für immer unser ganzes Leben verändern zu müssen, geben wir schnell auf. 30 Tage sind eine gute Zeitspanne, um erste Veränderungen zu bewirken. Merkst du dann eine positive Wirkung in Bezug auf deine Migräne oder dein Wohlbefinden, fällt das Weitermachen leichter. Am motivierendsten von allen drei W-Fragen ist das

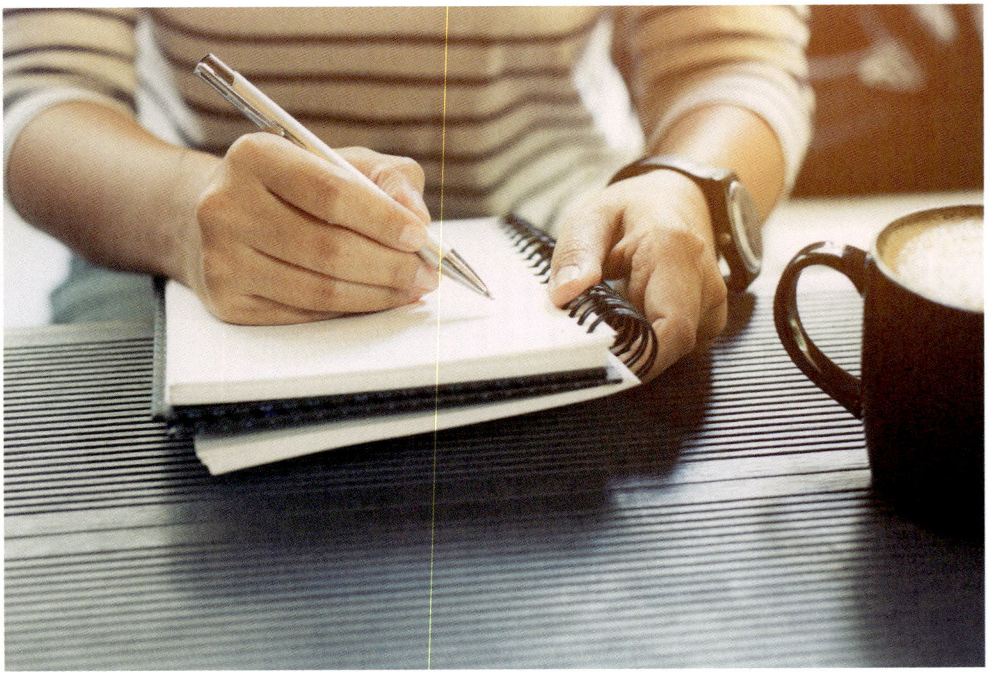

Ein Versprechen an dich selbst hilft dir, am Ball zu bleiben.

Warum. Nur mit einem starken Warum sind wir in der Lage, Veränderungen in unserem Leben, die anfangs wahrscheinlich schwerfallen, wertzuschätzen und durchzuziehen.

Nimm dir ein leeres Blatt Papier und einen Stift zur Hand und schreibe die folgenden Zeilen auf. Dadurch, dass du sie selbst niederschreibst, gewinnen sie eine tiefere Bedeutung für dich, als wenn du sie nur liest.

MEIN COMMITMENT

Ich, (dein voller Name), werde ab sofort mein Bestes für meine Gesundheit geben. Ich schenke mir 30 Tage, in denen ich so gut wie möglich die Empfehlungen in diesem Buch umsetzen werde. Dann werde ich schauen, was diese Methode bei mir verändert hat. Bis dahin bleibe ich dabei. Mir ist es wichtig, selbst etwas für meine Gesundheit zu tun, weil ich die Erfahrung gemacht habe, dass ich mit Tabletten allein nicht genug gegen meine Migräne ausrichten kann (setze hier alternativ dein Warum ein: Warum willst du diese Methode ausprobieren?).

Mein Tipp: Immer wenn du das Gefühl hast, dass alles sinnlos ist oder du aus deiner neuen Routine fällst, hole dein selbst geschriebenes Commitment hervor und lies es dir laut vor. Das wird dich darin bestärken weiterzumachen. Denke daran, dass du es nicht für mich und nicht für andere tust. Du tust es ganz allein für dich und dein Leben in Balance.

Finde deinen optimalen Tagesrhythmus

Wahrscheinlich hat dir dein Neurologe schon empfohlen, regelmäßige Schlafzeiten einzuhalten und auch am Wochenende immer zur gleichen Zeit ins Bett zu gehen und aufzustehen. Auch im Ayurveda findest du klare Empfehlungen für einen optimalen Tagesablauf. Nicht, weil er dogmatisch, sondern weil er logisch ist. Ayurveda sieht uns als Abbild der Natur. Alles, was in der Natur geschieht, geschieht auch in dir. Bei den ayurvedischen Empfehlungen zum optimalen Tagesrhythmus geht es vor allem darum, deinen ganzen Tag harmonisch mit den in der Natur vorherrschenden Energien zu leben. Deinen Rhythmus dem Rhythmus der Natur anzupassen, bringt deinen Körper und deinen Geist wieder in Balance, reguliert deinen Biorhythmus, verbessert deine Schlafqualität, optimiert deine Verdauung und die Ausscheidung von Ama. Ein Körper in Balance ist widerstandsfähiger gegen alles, was von außen auf ihn einprasselt. Auch kostet ein Leben im Rhythmus der Natur viel weniger Energie. Mehr Energie, das hast du bereits gelernt, bedeutet weniger Migräne.

Das ayurvedische Wort für den optimalen Tagesablauf lautet *Dinacharya*. Übersetzt heißt das so viel wie »Tagesritual«. Man kann das Wort aber auch anders deuten: *Dina* bedeutet »Tag« und *Acharya* steht für »Meister«. Es geht also darum, Meister deines Tages zu werden. Diese Übersetzung gefällt mir noch viel besser, da sie zeigt, dass du deinen Tag in der Hand hast und nicht Opfer deiner Umwelt bist.

Die Dosha-Uhr

Bevor ich dir erkläre, was du aus Sicht des Ayurveda tun kannst, um deinen Tag optimal zu gestalten, möchte ich dir die sogenannte Dosha-Uhr vorstellen. In der Umwelt sind die Doshas zu unterschiedlichen Zeiten des Tages aktiv und beeinflussen die Funktion deines Körpers stark. Der Dosha-Uhr kannst du entnehmen, wann während des Tages welches Dosha am aktivsten ist.

Der Tag wird im Ayurveda in sechs Zeiteinheiten eingeteilt. Jede Zeiteinheit wird einem Dosha zugeordnet, jedes Dosha findet sich zweimal am Tag wieder. Lass uns starten: Der Tag beginnt mit der Kapha-Zeit um circa sechs Uhr. Gegen zehn Uhr lässt die Kapha-Energie immer mehr nach und die Energie von Pitta steigt. Pitta herrscht bis 14 Uhr vor, um dann von Vata abgelöst zu werden. Gegen 18 Uhr steigt die Energie von Kapha erneut an und begleitet uns bis circa 22 Uhr. In der ersten Nachthälfte, bis ungefähr zwei Uhr, ist Pitta aktiv und wird anschließend von Vata abgelöst. Vata bleibt bis circa sechs Uhr dominant – bis der nächste Tag erneut mit der Kapha-Energie startet.

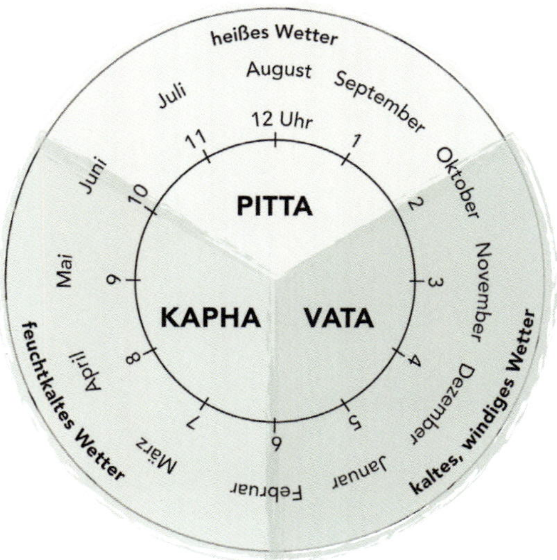

So tickt die biologische Uhr in deinem Körper.

Du siehst, dass ich die Zeiten immer ungefähr angegeben habe. Auch hier darf man nicht zu dogmatisch sein. Es ist nicht so, dass um Punkt sechs Uhr Vata plötzlich weg ist und Kapha da. Vielmehr nimmt die Energie des einen Doshas immer mehr ab und die des anderen steigt an, bis eine Energie die andere überwiegt. Das wirkt auf den ersten Blick vielleicht etwas verwirrend, aber das Wissen, welche Bioenergie zu welcher Tageszeit vorherrscht, kann dir den Tag deutlich erleichtern. Den Tag im Einklang mit den gerade vorherrschenden Doshas zu gestalten, spart dir eine Menge Energie. Wie das im Einzelnen funktioniert, zeige ich dir jetzt.

Aufstehen – das richtige Timing am Morgen

Zum richtigen Zeitpunkt aufzustehen, bestimmt die Qualität deines gesamten Tages. Aus ayurvedischer Sicht ist die beste Zeit dafür die Vata-Zeit, also vor sechs Uhr. Warum? Das verrät dir die Dosha-Uhr. Dort siehst du, dass bis sechs Uhr Vata, das Bewegungsprinzip, vorherrscht. Wenn du während der Va-

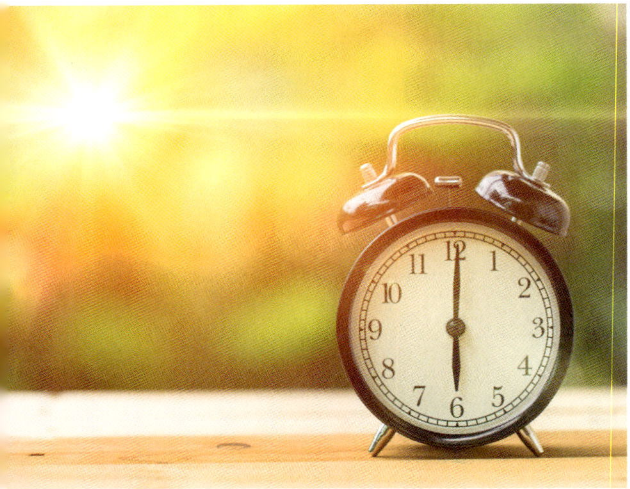

Beginne den Tag am besten mit der dynamischen Energie von Vata.

ta-Zeit aufstehst, wird es dir deutlich leichter fallen, aus dem Bett zu kommen, weil die leichte und bewegte Energie von Vata dich förmlich trägt. Ab sechs Uhr beginnt die Kapha-Zeit. Kapha ist die schwere, behäbige Bioenergie. In der Kapha-Zeit aufzustehen, fällt den meisten Menschen daher schwerer. Gern bleibt man dann noch länger in den Federn.

Vor sechs Uhr aufstehen? Das klingt für den einen oder anderen sicherlich erst einmal abschreckend. Aber: Probiere es einfach für ein paar Tage aus und beobachte, was es mit deinem Tag macht. Du musst nicht sofort den Wecker von acht auf sechs Uhr stellen. Taste dich ruhig langsam heran. Alle paar Tage eine Viertelstunde früher aufzustehen klingt machbar, oder?

Die morgendliche Reinigung

Ayurveda betont die Wichtigkeit von Ritualen zur morgendlichen Reinigung. Es geht darum, Ama, also das Unverdaute, und die Giftstoffe, die sich über den Tag in uns angesammelt haben, loszuwerden. Je weniger Ama du in deinem Körper hast, desto gesünder ist er. Aus Migräne-therapeutischer Sicht bedeutet das: Dein Körper muss weniger Energie aufbringen, um Ama zu entfernen. Deinem Gehirn steht somit mehr Energie zur Verfügung. Aber auch auf mentaler Ebene sind die Rituale am Morgen besonders kraftvoll. Sie helfen dir, dich von Altem zu lösen, und schaffen Raum für Neues. Für dich kann dieses Neue beispielsweise bedeuten, ein Leben mit weniger Migräne zu führen.

Es gibt im Ayurveda verschiedene Reinigungsrituale. Welche du ganz einfach zu Hause umsetzen kannst, erzähle ich dir im Kapitel »Ayurveda-Migräne-Therapie für zu Hause« (siehe ab Seite 118).

Meditation, Pranayama und Yoga

Nachdem du deinen Körper gereinigt hast, ist die optimale Zeit für eine morgendliche Yogapraxis oder Meditation. Auch hier spielt die Uhrzeit eine Rolle. Praktizierst du Yoga während der Vata-Zeit (also vor sechs Uhr), trägt dich die Energie von Vata förmlich durch die Bewegung. Ein erhöhtes Vata kann durch eine Meditation während dieser Zeit eine angenehme Erdung erfahren. Während der Kapha-Zeit kann es sein, dass du dich eher träge fühlst. Dann solltest du dich für eine etwas dynamischere Yogapraxis entscheiden. Bei der Meditation dagegen kann die schwere Energie von Kapha hilfreich sein, um die Gedanken im Zaum zu halten.

Ich gebe hier generell keine Empfehlungen, welche Zeit die beste für dich ist. Probiere es einfach aus und finde heraus, was dir am besten tut. Ich selbst beginne meine Praxis mit dem körperlichen Teil zur Vata-Zeit und schließe daran eine Meditation an, die im Übergang zur Kapha-Zeit liegt. Das hat sich für mich bewährt. Mehr über Yoga, geeignete Meditationen und Atemübungen findest du ab Seite 78.

Der richtige Zeitpunkt für deine Mahlzeiten

Auch die Essenszeiten richten sich im Ayurveda nach den Doshas. Frühstücks- und Abendessenszeit liegen in der Kapha-Phase. Der Einfluss von Kapha auf deinen Körper führt zu einem eher trägeren Verdauungsfeuer, was bedeutet, dass man in dieser Phase möglichst leicht verdauliche Nahrung zu sich nehmen sollte. Zudem sollten diese Mahlzeiten warm sein, da sie auf diese Weise das träge Agni nicht belasten.

Der optimale Zeitpunkt, um auch Schwerverdauliches zu essen, liegt zwischen 10 und 14 Uhr. In dieser Zeit herrscht Pitta vor. Pitta, das Dosha mit viel Feuer, unterstützt dein Agni, indem es dieses noch einmal richtig anfeuert. Darum wird im Ayurveda empfohlen, die größte Mahlzeit des Tages mittags einzunehmen. Das mag eine Umstellung für dich sein. Sicherlich bist du es gewohnt, abends eine große Mahlzeit – vielleicht sogar deine Hauptmahlzeit – zu dir zu nehmen. Das gemeinsame Abendessen mit der Familie muss deswegen aber nicht ausfallen. Steigst du am Abend zum Beispiel auf eine leckere Suppe oder einen leichten Eintopf um, ist das ein ideales Essen. Der beste Zeitpunkt für das Abendessen ist aus ayurvedischer Sicht übrigens vor 19 Uhr. Dann hat dein Agni noch genug Zeit, die letzte Mahlzeit zu verdauen, bevor du zu Bett gehst.

Mahlzeiten nach 22 Uhr werden nicht empfohlen, da in der Nacht Umwandlungsprozesse stattfinden, die bei zu späten Mahlzeiten durch die noch notwendige Verdauung gestört werden. Außerdem muss dein Körper dein Agni noch mal richtig anfeuern, damit auch die letzte Mahlzeit verdaut werden kann. Durch das hohe Agni wird viel Hitze im Körper erzeugt, die den Schlaf unruhig macht. Passiert das nur hin und wieder, kann dein Körper damit gut umgehen. Machst

Wie lange dauert es, bis sich eine Routine etabliert?

Wenn wir neue Gewohnheiten in unser Leben integrieren wollen, dauert das eine gewisse Zeit, bis sie selbstverständlich werden und wir nicht mehr darüber nachdenken müssen. Wenn du eine neue Gewohnheit aufbaust, schaffst du in deinem Gehirn neue Nervenverbindungen: »ein neues neuronales Netzwerk« nennen wir das in der Neurologie.

Du kannst dir das wie einen Trampelpfad vorstellen. Zu Beginn ist er noch bewachsen und der Untergrund ist uneben. Je öfter du ihn gehst, desto breiter wird er. Du trittst den Boden fest, das Gestrüpp an den Seiten weicht immer mehr zurück und irgendwann ist er so breit wie eine mehrspurige Autobahn. Jetzt gerade fällt es deinen Gedanken noch leichter, die alte Autobahn, die du über Jahre erbaut hast, zu benutzen. Warum sich über den engen Trampelpfad quälen? Aber je breiter dein Trampelpfad wird und je seltener du die alte Autobahn benutzt, desto leichter wird es. Irgendwann wuchert deine alte Autobahn wieder zu, der Asphalt bricht auf, der Boden wird uneben und am Ende ist sie kaum noch sichtbar.

Das beantwortet deine Frage nach der Dauer natürlich nicht direkt. Man hat in Studien versucht herauszufinden, wie lange es dauert, bis Menschen sich an etwas Neues gewöhnt haben. Die Ergebnisse zeigen nur, was Ayurveda schon seit Jahrtausenden weiß: Jeder Mensch ist unterschiedlich. Daher: Es dauert so lange, wie es dauert.

du es dir aber zur Gewohnheit, spätabends viel zu essen, kann das längerfristig zur Entwicklung von Krankheiten führen.

Alles auf einmal?

Wahrscheinlich fühlst du dich ein wenig erschlagen von all dem, woran du dich halten sollst. Das ist ganz normal. Keiner, außer vielleicht dein perfektionistisches Migränegehirn, erwartet von dir, dass du sofort einen Schalter umlegst und ab morgen vollkommen ayurvedisch lebst. Alles auf einmal im Leben ändern zu wollen führt oft dazu, dass wir uns überfordern und schnell wieder aufgeben.

Daher mein Tipp: Picke dir zunächst eine Sache heraus, die dich besonders anspricht, und beginne damit. Hat sich dieser Aspekt als Routine etabliert, suche dir die nächste Sache heraus. Bleibe dabei entspannt und setze dich nicht unter Druck. Dinacharya ist vielmehr eine Praxis, die dir hilft, natürlich mit den Energien des Tages zu fließen und so wenig Energie wie möglich zu verbrauchen – ein Energiesparmodus sozusagen. Diese eingesparte Energie steht dann deinem hochaktiven Gehirn zur Verfügung. Du wirst sehen: Kleine Schritte machen es dir einfach, deine Routinen zu verändern.

Schlafen gegen Migräne

»Schlafen ist gesund!« An diesem Spruch ist viel Wahres dran. Im Durchschnitt verschlafen wir 24 Jahre unseres Lebens. Und das ist auch gut so. Im Schlaf werden Informationen, die wir über den Tag gesammelt haben, sortiert und wichtige Informationen ins Langzeitgedächtnis übertragen. Außerdem finden im Körper essenzielle Regenerationsprozesse statt. Im Schlaf werden vermehrt Wachstumshormone ausgeschüttet, die wir für unsere Zellerneuerung brauchen. Zudem werden während der Schlafphase Abwehrzellen, sogenannte T-Zellen, gebildet. Chronischer Schlafmangel kann durch einen Mangel an T-Zellen zu einer Schwächung des Immunsystems führen.

Auch im Ayurveda wird dem Schlaf eine besondere Bedeutung beigemessen. Dein Körper ist in der Lage, sich während des Schlafs selbst zu reinigen. Zwischen 22 und 2 Uhr, also in der Zeit, in der Pitta aktiv ist, werden Stoffwechselprodukte und Toxine (also Ama) aus den Geweben gelöst. Ich stelle mir das gern so vor, dass Pitta den Körper »sauber brennt«. Kommt ab zwei Uhr dann die bewegte Qualität von Vata hinzu, wird alles, was dein Körper nicht mehr braucht, in den Verdauungstrakt transportiert. Von dort aus kann es, ebenfalls mithilfe von Vata, den Körper auf natürlichem Weg verlassen. Auch übermäßige Doshas werden während des Schlafs aus den Geweben gelöst und in Richtung Darm abtransportiert.

Anders als in der Schulmedizin gibt es im Ayurveda nicht nur Empfehlungen zur Schlafdauer, sondern auch zur optimalen Zeit, um ins Bett zu gehen. Aus Sicht des Ayurveda solltest du vor 22 Uhr schlafen gehen. Wenn du dich an die Dosha-Uhr erinnerst, weißt du bestimmt noch, dass bis 22 Uhr Kapha die vorherrschende Bioenergie ist. Kapha verhilft dir zu einer angenehmen Schwere und lässt dich leichter zur Ruhe kommen. Auf die Kapha- folgt die Pitta-Zeit: Die Hitze von Pitta macht den Geist unruhig und aktiv. Gedanken huschen durch den Kopf und halten uns vom Einschlafen ab. Wir planen den nächsten Tag, beschäftigen uns mit Problemen, der Geist läuft auf Hochtouren. Es entstehen schnell eine innere Hitze und Unruhe, die den Schlaf stören.

Versuche, eine beruhigende Abendroutine zu etablieren. Fernsehen direkt vor dem Zubettgehen erhöht Vata und Pitta – beide hindern dich daran, schnell in den Schlaf zu kommen. Wie so eine Abendroutine aussehen kann, verrate ich dir im Kapitel »Ayurveda-Migräne-Therapie für zu Hause« (siehe ab Seite 118).

Du siehst also: Es ist besonders wichtig, dass du ausreichend lang (circa sieben bis acht Stunden) und tief schläfst. Für Menschen mit Migräne ist ein gesunder Schlaf von zentraler Bedeutung. Im Schlaf kommen die Gedanken zur Ruhe, die Sinne können sich erholen, da es keine Eindrücke von außen mehr zu verarbeiten gibt, und Vata wird ganz natürlich reduziert. Und: Schlafen zahlt ganz automatisch auf dein Energiekonto ein, da du nur wenig Energie verbrauchst, wenn du schläfst.

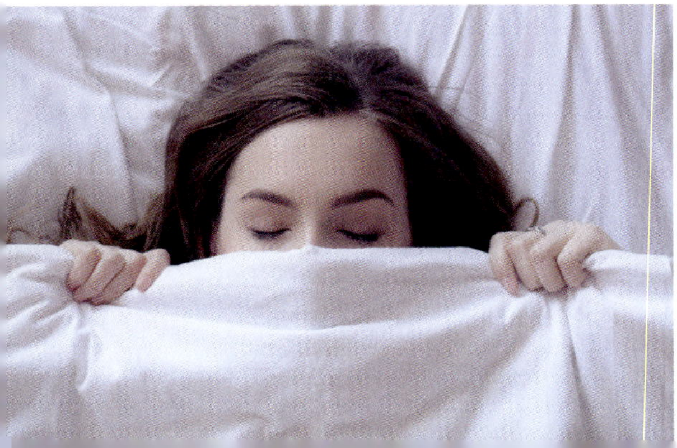

Ausreichend Schlaf ist für Menschen mit Migräne besonders wichtig.

Eule oder Lerche?

Immer wenn ich über das Thema Schlaf und Ayurveda rede, entsteht zwangsläufig eine Diskussion über »Eulen und Lerchen«. Es ist ein weitverbreiteter Irrglaube, dass es Menschen gibt, die einfach einen anderen Biorhythmus haben und besser spät ins Bett gehen und lange schlafen müssen. Das ist sowohl aus schulmedizinischer als auch aus ayurvedischer Sicht schlicht falsch.

Dein Tagesrhythmus, der sogenannte zirkadiane Rhythmus, wird durch zwei Hormone gesteuert. Das eine ist Melatonin, das von der Zirbeldrüse (einer kleinen Drüse im Gehirn) ausgeschüttet wird. Durch das Tageslicht wird die Ausschüttung gehemmt. Wenn es dunkel wird, steigt die Produktion an. Melatonin sorgt dafür, dass du müde wirst, und fördert den Tiefschlaf. Das zweite Hormon ist Cortisol, das du beim Thema Stress schon kennengelernt hast. Cortisol wird in den frühen Morgenstunden ausgeschüttet und ist sozusagen dein eingebauter Wecker. Ich nenne es gern das »Hallo-wach-Hormon«. Diese Hormonausschüttung ist bei allen Menschen gleich, daher haben auch alle Menschen einen vergleichbaren zirkadianen Rhythmus.

Die ayurvedische Erklärung für die Eulen unter uns ist, dass dein Körper in der Lage ist, sich an schlechte Gewohnheiten zu gewöhnen, und diese irgendwann als normal akzeptiert. Das heißt nicht, dass die schlechte Gewohnheit irgendwann zu einer guten wird. Sondern: Wir haben uns daran gewöhnt. Trotzdem wird sie dir auf Dauer schaden und du solltest versuchen, schrittweise wieder zu deinem natürlichen Rhythmus zurückzufinden.

Nahrung statt Tabletten

Die Ernährung hat im Ayurveda einen großen Stellenwert. Essen bedeutet nicht nur pure Aufnahme von Nährstoffen. Mithilfe deiner Ernährung ist es möglich, dich wieder in Balance zu bringen und diese zu erhalten. Auch ein Dosha-Ungleichgewicht kann mittels Ernährung ausgeglichen werden. Ist die Erkrankung noch nicht zu weit fortgeschritten, reicht eine zuträgliche Ernährung allein, um diese zu behandeln. Es sind keine Medikamente oder weitere ayurvedische Behandlungen nötig. Das finde ich sehr beeindruckend, sind wir es doch in der Schulmedizin gewohnt, sofort zu Tabletten zu greifen.

Es gibt einige grundlegende Ernährungsempfehlungen im Ayurveda, die für alle Doshas gleich sind. Ich habe mich bewusst dagegen entschieden, in diesem Buch spezielle Rezepte mit dir zu teilen. Ich möchte hier gern mit dem Vorurteil aufräumen, dass du, wenn du Ayurveda in dein Leben integrieren willst, deine Kochgewohnheiten komplett umstellen musst und nur noch »ayurvedisch kochen« darfst. Aus meiner Sicht gibt es dieses »ayurvedische Kochen« nicht wirklich. Wenn du dich an die folgenden Empfehlungen hältst, sind deine Mahlzeiten optimal und du musst dich nicht vollkommen umstellen. Lies dir die Empfehlungen einfach durch und schaue dir dein Essen an, so wie du es gewohnt bist. Welche kleinen Veränderungen kannst du vornehmen, um deine Mahlzeiten aus ayurvedischer Sicht zu optimieren? Vielleicht sind es Kombinationen von

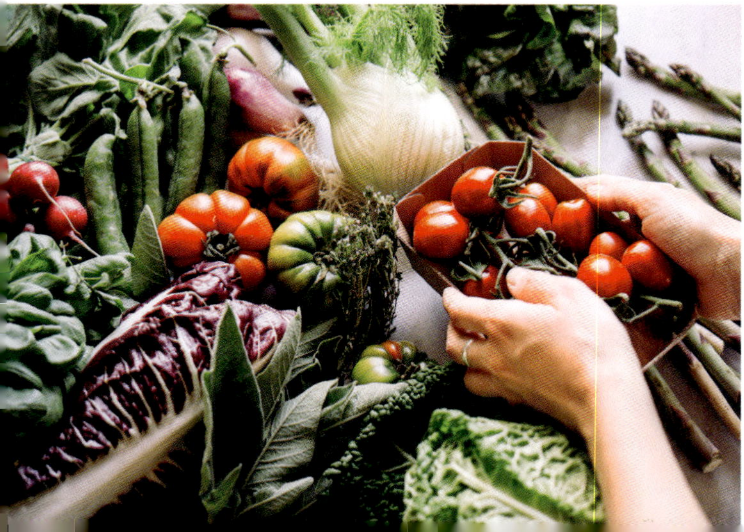

Eine individuell auf dich abgestimmte Ernährung wirkt heilsam und schafft Balance.

Lebensmitteln, die du weglassen solltest, oder spezielle Gewürze, die du integrieren kannst. Durch den bewussten Umgang mit diesen Empfehlungen wird sich dein Kochverhalten auf lange Sicht verändern, da bin ich sicher. Aber es darf sich natürlich entwickeln und du musst nicht von heute auf morgen alles umstellen. Das wäre für deinen Körper auch gar nicht so gut, Veränderungen sollten immer Schritt für Schritt erfolgen. So vermeidest du unnötigen Stress und behältst die Neugierde und das Interesse am Neuen.

Die sechs Geschmacksrichtungen

Ayurveda kennt sechs Geschmacksrichtungen. Neben »süß«, »sauer«, »salzig«, »scharf« und »bitter« gibt es noch die Geschmacksrichtung »zusammenziehend« (adstringierend). So wie in unserer Umwelt und in uns finden sich auch in den sechs Geschmacksrichtungen alle fünf Elemente wieder. Die Geschmacksrichtungen stehen also in einer engen Beziehung zu den Doshas und können diese direkt beeinflussen.

Eine ausgewogene Mahlzeit aus ayurvedischer Sicht sollte immer alle sechs Geschmacksrichtungen enthalten. Auf diese Weise wirkt sie ausgleichend auf alle Doshas. Du kannst die Geschmacksrichtungen in Form von Lebensmitteln oder Gewürzen in deine Nahrung integrieren.

Mein Tipp: Bevor du beginnst, dir eine Menge neuer, exotischer Gewürze zu kaufen, werfe erst einmal einen Blick in deine Gewürzküche. Welche Geschmacksrichtungen verwendest du bereits? Die fehlenden kannst du dann ergänzen.

Geschmacksrichtung	Lebensmittel	Kräuter/Gewürze
Süß (madhura)	• Getreide (Reis, Weizen, Dinkel, Roggen) • Hülsenfrüchte (Bohnen, Linsen, Kichererbsen) • Süße Früchte • Wurzelgemüse (Süßkartoffeln, Kartoffeln, Rote Bete, Möhren) • Nudeln • Brot • Mandeln • Honig • Ghee	• Zucker • Fenchel • Süßholz • Ingwer
Sauer (amla)	• Saures Obst (Zitrusfrüchte) • Beeren • Unreifes Obst • Kiwi • Tomaten • Fermentiertes (Sauerkraut, Essig, Sojasoße) • Hartkäse • Joghurt	• Amla-Pulver • Hagebutte • Ingwer
Salzig (lavana)		• Salz
Bitter (tikta)	• Grünes Gemüse (Mangold, Spinat, Grünkohl) • Salat • Zucchini • Aubergine • Rhabarber • Chicorée • Artischocken • Kakao	• Kurkuma • Bockshornklee • Kreuzkümmel • Grüne Gartenkräuter • Ingwer
Scharf (katu)	• Knoblauch • Zwiebeln • Rettich • Radieschen	• Chili • Schwarzer Pfeffer • Ingwer • Kreuzkümmel • Zimt • Nelken
Zusammenziehend (kashaya)	• Hülsenfrüchte (Bohnen, Linsen) • Früchte (Preiselbeeren, Granatapfel, Birne) • Brokkoli • Blumenkohl • Spargel • Roggen • Buchweizen • Quinoa • Amaranth • Maismehl • Honig • Kaffee • Schwarzer Tee • Grüner Tee • Alkohol • Aloe vera	• Kurkuma • Majoran • Koriander • Salbei • Asafoetida • Ingwer

Beispiele für die sechs Geschmacksrichtungen

Warmes Essen

Betrachtet man, wie Ayurveda Verdauung sieht, versteht man die Empfehlung, möglichst warm zu essen. Du kannst dir das wie einen Kochtopf vorstellen, der auf einer Feuerstelle steht. Der Topf ist dein Magen und das Feuer, das unter dem Topf brennt, ist dein Agni. Damit nun die Nahrung, die du in den Topf gibst, gar wird und somit für den Körper gut zu verdauen ist, muss das Wasser im Topf ordentlich kochen. Denn nur Nahrung, die mindestens unsere Körpertemperatur besitzt, wird in ihre Einzelteile, also die einzelnen Elemente, aufgespaltet und verdaut.

Wenn du etwas isst, muss dein Agni die Nahrung zuerst auf die richtige Temperatur bringen. Isst du regelmäßig rohe oder kühlschrankkalte Nahrungsmittel, muss dein Verdauungsfeuer ordentlich arbeiten. Die Energie fehlt dann an anderen Stellen, zum Beispiel in deinem Gehirn. Das impliziert nicht automatisch, dass ab sofort alles gekocht sein sollte. Ayurveda hat generell nichts gegen Rohkost und rohes Obst. Es gilt individuell zu schauen, wie der Körper damit umgeht.

Ein schwaches Agni hat viel zu tun mit Rohkost. Das merkst du, wenn du von Rohkost Blähungen oder einen aufgeblähten Bauch bekommst. Menschen mit viel Pitta können in der Regel gut mit Rohkost umgehen, Vata- und Kapha-dominierte Menschen eher weniger.

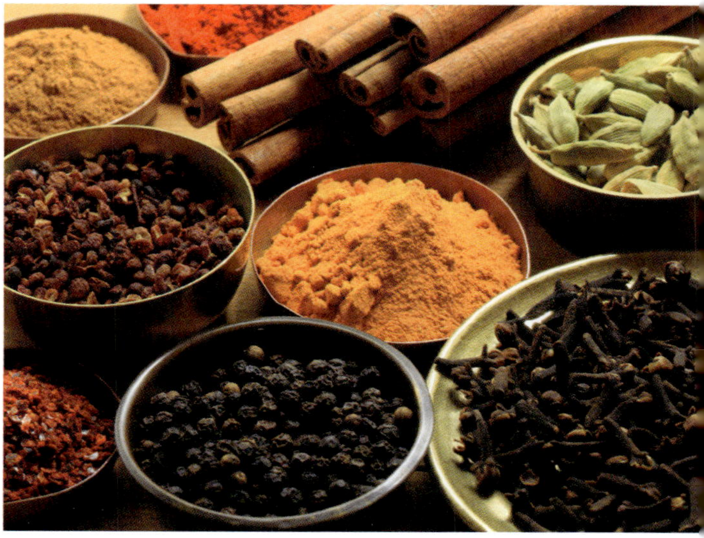

Gewürze verfeinern nicht nur den Geschmack, sie sind auch außerordentlich gesund.

Mein Tipp: Pürieren, beispielsweise wie in einem Smoothie, kann helfen. Oder du verwendest wärmende Gewürze. Das hilft, weil Rohkost eine kühlende Wirkung auf den Körper hat. Gibst du wärmende Gewürze wie Ingwer, Chili, Pfeffer, Kurkuma oder Kreuzkümmel hinzu, erzeugst du eine wärmende Wirkung und unterstützt dein Agni. Zu süßen Speisen passen Zimt, Kardamom oder Nelken sehr gut.

Lebensmittelkombinationen

Es gibt einige Kombinationen von Lebensmitteln, die im Ayurveda nicht empfohlen werden, da sie zu einer übermäßigen Bildung von Toxinen und Ama führen und somit die Entstehung von Dosha-Ungleichgewichten und Erkrankungen begünstigen. Allen voran steht die Empfehlung, unterschiedliche tierische Eiweiße nicht untereinander zu kombinieren. Das heißt: Fleisch und Fisch sowie Fleisch und Milchprodukte oder Eier, Fisch und Milchprodukte beziehungsweise Eier und die verschiedenen Fleischsorten sollten nicht gemeinsam verzehrt werden. Eine Pizza mit Thunfisch, Schinken und ordentlich Käse ist also keine optimale Idee.

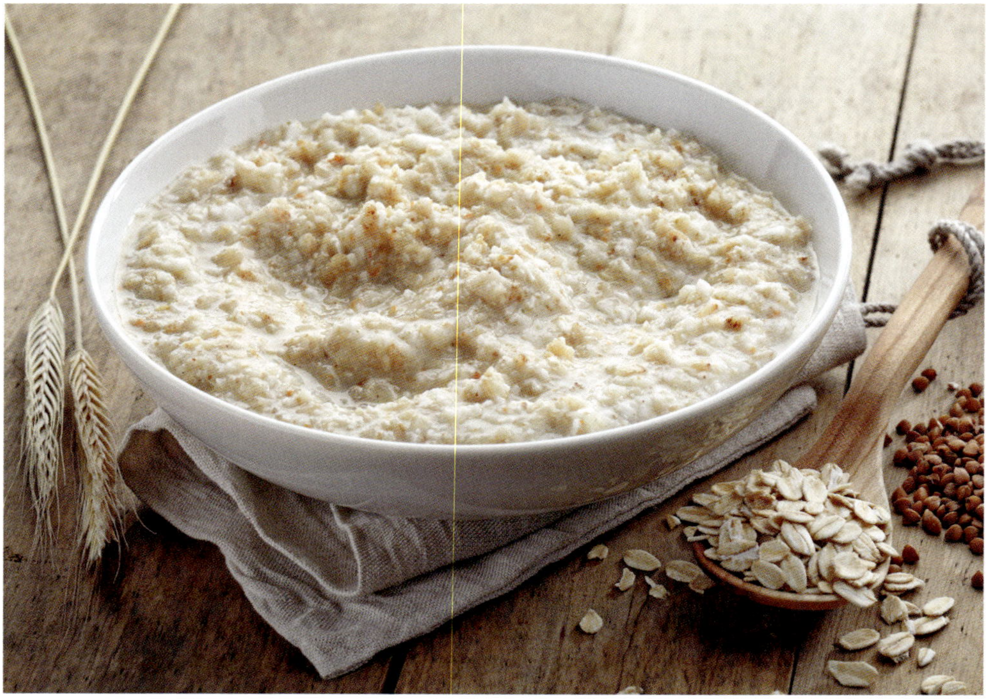

Warmes Essen erleichtert die Verdauung der Nahrung.

Eine weitere Kombination, auf die man im Ayurveda achtet, ist die Mischung mit Milch. Milch oder Milchprodukte wie Quark und Joghurt sollten am besten nicht mit Obst verzehrt werden. Obst ist zwar einzeln gegessen leicht verdaulich, in Kombination mit Milchprodukten kommt es aber zu einer Gärung im Verdauungstrakt – und so zur Bildung von Ama und Toxinen. Milchprodukte werden als aufbauend und nährend gesehen, sollten aber separat genossen werden. Milchprodukte und Getreide verstehen sich aus ayurvedischer Sicht ebenfalls nicht gut. Müsli mit Milch oder Joghurt ist also nicht so gesund, wie wir immer meinen. Auch hier kann es zu unerwünschten Gärungsprozessen kommen.

Bevor du diese Tipps in deiner Ernährung umsetzt, nimm dir Zeit, dich zu beobachten. Wie geht es dir, wenn du Lebensmittel kombiniert hast, die Ayurveda nicht zusammen empfiehlt? Um Veränderung in unser Leben zu bringen, ist es wichtig, dass wir deren Wert erkennen. Wenn du Dinge nur tust, weil es so empfohlen wird, aber keinen persönlichen Vorteil dabei bemerkst, wirst du unter Umständen schnell aufgeben. Schau deshalb zunächst, was deine aktuelle Ernährung mit dir macht. Bist du müde nach dem Essen, fühlst du dich voll und träge? Ist dein Bauch gebläht oder hast du sogar Blähungen? Hast du Sodbrennen nach dem Essen? All das sind Zeichen, dass du deine Nahrung nicht ausreichend verdauen kannst oder sie ein Ungleichgewicht in dir verstärkt.

Die folgende Liste kannst du dir kopieren und ein paar Tage lang nach dem Essen ausfüllen. Sie zeigt dir, ob du durch deine Mahlzeit Ama erzeugt hast. Je mehr Kreuze du gemacht hast, desto schlechter verdaulich war deine Mahlzeit.

Welche Symptome hast du nach dem Essen bemerkt?

- ☐ Schwere im Magen
- ☐ Völlegefühl
- ☐ Aufstoßen mit einem Geruch des Essens einer früheren Mahlzeit
- ☐ Dicker Belag auf der Zunge
- ☐ Schlechter Atem
- ☐ Unangenehmer Geschmack im Mund
- ☐ Verstopfung oder loser, ungeformter Stuhl
- ☐ Gefühl von Hunger, obwohl ich gerade ausreichend gegessen habe
- ☐ Gefühl von Schwere, Trägheit oder Schläfrigkeit nach dem Essen

Natürliche Nahrung

Im Ayurveda bevorzugen wir natürliche Nahrung. Je stärker ein Lebensmittel verarbeitet ist, desto schwieriger ist es für dein Agni, es in seine Bestandteile aufzuspalten und zu verdauen. Außerdem enthalten hochverarbeitete Lebensmittel Inhaltsstoffe, die aus Sicht des Ayurveda gar nicht verdaulich sind und somit zur Entstehung von Ama beitragen. Achte darauf, dass deine Nahrung so natürlich und lebendig wie möglich ist. Wenn man es ganz eng sieht, sollte man am besten nur Lebensmittel auswählen, die keinen Aufdruck mit Inhaltsstoffen haben. Ein Apfel oder eine Süßkartoffel zum Beispiel braucht keine Angabe von Inhaltsstoffen. Als Faustregel kannst du dir merken, dass ein Produkt nie mehr als fünf weitere Inhaltsstoffe haben sollte. Diese solltest du kennen und erkennen können.

Auch die Auswahl möglichst saisonaler und regionaler Nahrungsmittel ist eine Empfehlung. Es hat einen Sinn, dass zu bestimmten Jahreszeiten Nahrungsmittel bevorzugt wachsen und andere wiederum nicht. Ein gutes Beispiel sind

Wurzelgemüse. Diese werden im Ayurveda als besonders nährend und erdend betrachtet und wachsen in einer Jahreszeit, in der besonders viel Vata in der Natur vorherrscht. Die Natur bietet dir genau das an, was du gerade brauchst. Nahrungsmittel, die eine weite Reise hinter sich haben, erzeugen aus Sicht des Ayurveda viel Vata, weil sie massiv bewegt wurden. Hinzu kommt, dass sie nie das volle nährende Potenzial enthalten wie ein regionales Lebensmittel. Oft werden diese roh gepflückt und müssen im Supermarkt nachreifen. Nahrungsmittel sollten stets dann konsumiert werden, wenn sie reif sind. Unreifes Obst und Gemüse erzeugen wiederum Ama.

Iss intuitiv

Im Ayurveda wird empfohlen, ausreichend Abstand zwischen den Mahlzeiten zu lassen. Das rührt daher, dass die Verdauung der vorherigen Mahlzeit abgeschlossen sein sollte, bevor du deinem Magen neue Nahrung zuführst. Kommt Unverdautes zusammen mit Angedautem, führt das zur Bildung von Ama und belastet dein Agni unnötig. Allerdings höre ich immer wieder von Menschen, dass sie sich strikt an 4-Stunden-Abstände zwischen den Mahlzeiten halten, weil sie irgendwo gelesen haben, dass das im Ayurveda angeraten wird. Das stimmt so nicht. Wie schnell deine Mahlzeit verdaut wird, hängt von deiner aktuellen Konstitution, deiner Grundkonstitution und der Dosha-Energie ab, die gerade in der Natur vorherrscht. Wenn viel Pitta in der Natur ist, also mittags und im Sommer, verdaust du besser, als wenn Kapha dominiert. Daher kann man nicht pauschal sagen, dass vier Stunden für alle Menschen zutreffen.

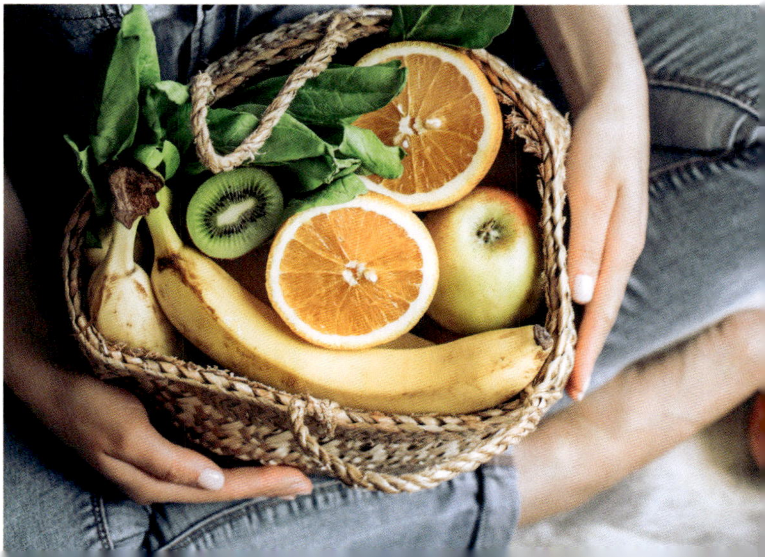

Dein Körper kann natürliche Nahrung viel besser verdauen als hochverarbeitete Lebensmittel.

Wie findest du heraus, wann du idealerweise neue Nahrung aufnehmen kannst? Das ist ganz einfach. Dein Körper sendet dir ein Signal, wenn er wieder bereit ist, Nahrung zu konsumieren: den Hunger. Dieser kann auch mal nach zwei Stunden auftauchen oder erst nach mehr als vier Stunden – je nachdem, wie leicht oder schwer verdaulich deine vorherige Mahlzeit war und wie dein Agni auf Trab ist.

Iss am besten, wenn du wirklich Hunger hast. Dafür ist es wichtig, wieder kennenzulernen, wie Hunger sich überhaupt anfühlt. Oft essen wir aus anderen Motiven heraus oder einfach aus Gewohnheit. Wir sind es zum Beispiel gewöhnt, mit den Kollegen mittags um zwölf Uhr zu essen oder abends, wenn die Kinder zu Hause sind. Manchmal essen wir auch aufgrund von Emotionen wie Langeweile, Traurigkeit oder Freude. Man spricht dann von emotionalem Hunger. Beobachte dich in den nächsten Tagen und achte auf deinen Hunger. Du kannst auch ein kleines Ernährungstagebuch führen. Schreibe dir auf, wann du isst, was du isst und mit welcher Emotion du isst. Das kann helfen, wieder ein Gespür für das passende Hungergefühl zu bekommen.

Mein Tipp: Trinke ein Glas warmes Wasser oder Tee schluckweise und beobachte, ob das Hungergefühl danach noch da ist. Ist es weg, war es wahrscheinlich kein echter körperlicher Hunger.

Ayurvedische Ernährung bei Migräne

Wenn du nach und nach die ayurvedischen Empfehlungen in deine Ernährung integrierst, stellst du deinem Gehirn automatisch mehr Energie zur Verfügung, weil dein Agni weniger zu tun hat. Leichtverdauliches schont Agni und spart Energie. Wenn du weniger Ama produzierst, hat dein Körper weniger Arbeit, dieses wieder loszuwerden. Weniger Ama bedeutet weniger Migräne.

Wie ich dir schon erzählt habe, kann man mithilfe der Ernährung auch eine Dosha-Disbalance ausgleichen. Dafür achtet man bei der Ernährung besonders auf die Qualität und die Geschmacksrichtungen der Nahrungsmittel. Bestimmte Geschmacksrichtungen können die einzelnen Doshas erhöhen. Das kann man sich gut am Beispiel von Pitta, unserem feurigen Dosha, vorstellen: Isst du als Mensch mit viel Pitta sehr scharf, wird dein Körper dadurch zusätzlich erhitzt und das Element Feuer verstärkt.

Um mit der Ernährung gezielt eine Disbalance zu behandeln, bedarf es der Konsultation eines Ayurvedaarztes. Dieser ist in der Lage, deine aktuelle Konstitution zu bestimmen und dir entsprechende Empfehlungen mit auf den Weg zu geben. Eine Korrektur selbst zu versuchen, führt meiner Erfahrung nach oft zu Problemen, da wir uns selbst selten gut genug einschätzen können.

Da wir in puncto Migräne wissen, dass es sich hierbei um eine Vata-Erkrankung handelt, und somit sicher sein können, dass Vata bei dir erhöht ist, kann ich dir ein paar spezielle Empfehlungen für deine Ernährung geben, mit denen du nichts falsch machen kannst. Vata hat die Qualitäten »kalt«, »trocken«, »rau« und »leicht«. Um Vata auszugleichen, braucht es also eine Ernährung, die die gegenteiligen Qualitäten aufweist.

Fangen wir mit »kalt« an: Hier ist es wichtig, dass du auf warme Mahlzeiten achtest. Alles, was kalt und roh ist, erhöht dein Vata zusätzlich. Dinge, die dich von innen wärmen, können es reduzieren. Das gilt auch für deine Getränke. Vermeide kühlschrankkalte Getränke. Sie sollten mindestens Raumtemperatur haben, besser noch warm oder heiß sein.

Um Rau- und Trockenheit in dir auszugleichen, kannst du auf ausreichend Öle achten. Menschen mit einem Vata-Ungleichgewicht empfiehlt Ayurveda, großzügig zu sein mit Ölen und Fetten. Das bezieht sich sowohl auf das reine Fett, das du zum Kochen verwendest, als auch auf fettige Lebensmittel wie zum Beispiel Nüsse. Öl nährt die Gewebe und gleicht die Trockenheit von Vata natürlich aus.

Um die Qualität »leicht« auszugleichen, rate ich dir, erdende Lebensmittel in deinen Speiseplan zu integrieren. Alles, was aus der Erde kommt oder nah am Boden wächst, wirkt erdend. Beispiele hierfür sind Wurzelgemüse wie Karotten, Pastinaken, Süßkartoffeln, Rote Bete oder Kürbis. Eine Ausnahme bilden Kartoffeln, die zwar aus der Erde kommen, aber eine trockene Qualität besitzen und Vata erhöhen können.

Auch mithilfe der Geschmacksrichtungen kannst du dein Vata besänftigen. Geschmacksrichtungen, die Vata reduzieren, sind »süß«, »sauer« und »salzig«.

Wichtig ist auch hier, dass du bei der Ernährung nicht zu dogmatisch wirst. Denke daran, dass immer alle drei Doshas in dir vorhanden sind und somit auch die anderen Doshas gestört sein können. Wenn du ab sofort nur noch Lebensmittel isst, die den Vata-reduzierenden Qualitäten und Geschmacksrichtungen entsprechen, und alles andere meidest, wirst du über kurz oder lang ein anderes Dosha ins Ungleichgewicht bringen. Achte deshalb auf eine ausgewogene Ernährung und betone nur hin und wieder die Vata-reduzierenden Qualitäten und Geschmacksrichtungen. Bestimmt merkst du bald mit ein wenig Übung, wann dein Vata mehr Beachtung wünscht und Ausgleich bedarf.

Noch ein Ernährungstipp zum Schluss: Das Agni von Vata-Menschen ist sehr instabil. Daher kann es sein, dass du auch nach einer ausreichenden Mahlzeit schnell wieder echten Hunger bekommst. Dazu kommt, dass dein Gehirn deutlich mehr Energie verbraucht als das Gehirn von Menschen ohne Migräne. Es kann also sein, dass du Zwischenmahlzeiten einnehmen musst, um dein Energielevel hoch zu halten. Mach das unbedingt, wenn dein Körper dir entsprechende Signale sendet! Ansonsten erzeugst du ein Energiedefizit und die nächste Migräneattacke droht. Als Zwischenmahlzeit eignen sich besonders süßes Obst, wenn es allein verzehrt wird. Auf Trockenobst solltest du verzichten, da die trockene Qualität Vata erhöht. Wenn du es aber vorher in Wasser einweichst, geht auch Trockenobst. Ganz hervorragend eignen sich Mandeln als Snack. Sie sind süß und ölig, was deinem Vata guttut, und enthalten viel Magnesium, was aus schulmedizinischer Sicht prophylaktisch bei Migräne wirkt.

Achtsam essen

»Nahrung ist meine Medizin!« Das ist ein Mantra, das ich mir immer wieder aufsage. Sowohl beim Essen und Kochen als auch beim Einkaufen. Dieser Satz hilft mir, meinem Körper nur Dinge zuzufügen, die ihn heilen und die ihm nicht schaden. Denn allein mit der Nahrung ist es in vielen Fällen möglich, sich selbst wieder in eine natürliche Balance zu bringen. Dann braucht man keine weitere Medizin.

Aber nicht nur das, was wir essen, ist zentral, sondern auch, wie. Denke einmal zurück an die letzte Mahlzeit, die du zu dir genommen hast. Was war es? Woran kannst du dich erinnern? Wie hat es geschmeckt? Gewöhnlich essen wir in Hektik oder abgelenkt von irgendetwas. Manchmal führen wir intensive Unterhaltungen oder sehen einen Film an, sodass wir gar nicht merken, wie der Teller leer wird. Wir konzentrieren uns selten auf das Essen. Aus ayurvedischer Sicht beeinträchtigt das die Verdauung und erhöht Vata. Probiere einmal, achtsam zu essen. Schaffe eine Umgebung, in der du in Ruhe und ungestört essen kannst. Lege das Handy beiseite, schalte den Fernseher aus und sage den Menschen am Tisch, dass du dich voll und ganz auf dein Essen konzentrieren möchtest.

Wenn du isst, nimm jeden Bissen im Mund bewusst wahr. Nimm wahr, wie sich dein Essen im Mund anfühlt und was du schmeckst. Kaue ausreichend und fülle deine Gabel erst wieder, wenn der Mund leer ist. Oder noch besser: Iss mit den Fingern und spüre die Struktur deines Essens. Spüre während des Essens immer wieder in dich hinein. Bist du schon satt? Wenn du ein Sättigungsgefühl wahrnehmen kannst, höre auf zu essen. Du wirst sehen, diese kleine Veränderung in deinem Leben wird einiges bewirken. Nach Ayurveda sollte der Magen nur zu zwei Drittel voll sein. Das andere Drittel wird als leerer Raum für eine optimale Verdauung benötigt. Daher sollte man unbedingt aufhören zu essen, wenn man satt ist.

Yoga bei Migräne

Eine regelmäßige Yogapraxis kann viel in deinem Leben verändern. Das gilt für jeden Menschen, aber besonders für Menschen mit Migräne. Yoga hilft dir, wieder in Kontakt mit deinem Körper zu kommen und so seine Signale besser wahrzunehmen. Besonders die Verbindung, die du durch eine regelmäßige Praxis mit deinem Atem eingehst, setzt einen Anker der Achtsamkeit und erdet dich. Hierdurch merkst du früher, wenn deine Energiespeicher leer sind und du eine Pause oder einen Snack brauchst. Yoga wirkt nicht nur entspannend auf den Körper, sondern auch auf das Gehirn. Nicht umsonst sagt man: »Yoga ist Meditation in Bewegung.« Durch eine regelmäßige Yogapraxis schaffst du Inseln der Entspannung in deinem Alltag, die für dein überreiztes Gehirn so wichtig sind.

Aber Yoga kann noch viel mehr: Mit der Auswahl spezieller Asanas kann eine Dosha-Disbalance gezielt behandelt werden. So wird aus einer einfachen körperlichen Praxis ein Teil der ayurvedischen Therapie. Deswegen ist Yoga ein großer Teil meiner Arbeit. Denn auch diese Form der Therapie kannst du selbstständig ausführen, nachdem du eine geeignete Sequenz von einem ausgebildeten Ayurveda-Yoga-Therapeuten oder wie jetzt von mir bekommen hast.

Bei Migräne empfehle ich langsame Yogastile, bei denen es mehr um das lange Halten der Asanas geht. Durch das Verweilen in den Positionen lernst du dich

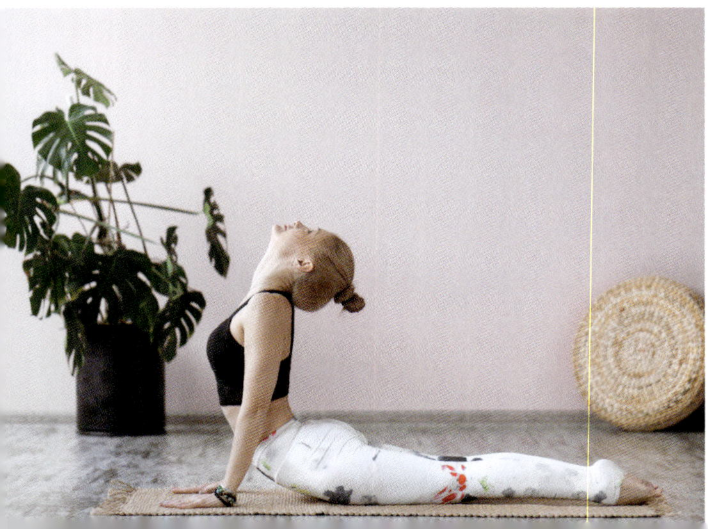

Schaffe dir mit Yoga regelmäßige Auszeiten vom Alltag.

wieder kennen. Du nimmst Anspannung und Schmerz wahr und spürst, wie sie sich mit der Zeit verändern. Du nimmst auch deine Emotionen wahr – und glaube mir, es ist ganz normal, beim Yoga auch mal Emotionen wie Wut oder Ärger zu entwickeln. Alles ist richtig, so wie es ist. Alles darf sein. Nur wahrnehmen und nicht bewerten, das bedeutet Achtsamkeit. Für dein Vata ist das längere Halten der Asanas ebenfalls besonders wirkungsvoll, weil sich dabei Erdung einstellt.

Damit du auch zu Hause praktizieren kannst, habe ich eine Asana-Sequenz für dich erarbeitet, die besonders erdend auf Vata wirkt und körperlich viele Bereiche anspricht, in denen sich Vata gerne anstaut. Du wirst eine Kombination aus Stehhaltungen, Vorbeugen und Umkehrhaltungen mit einem besonderen Augenmerk auf den unteren Rücken und die Hüften üben. Diese Sequenz ist speziell für Menschen mit Migräne geeignet, also optimal für dich.

Auch wenn du noch nie zuvor Yoga gemacht hast, wird es dir möglich sein, meinen Anweisungen zu folgen. Lies dir zu Beginn die Anleitung zur Ausführung genau durch. Versuche, dir die Bewegungen vor deinem inneren Auge vorzustellen. Vielleicht holst du dir auch beim allerersten Mal Unterstützung, indem du dir die Anweisungen vorlesen lässt. Schließe dabei die Augen und mache die Asanas Schritt für Schritt im Geist mit. Anschließend gehe wieder zum Anfang der Anleitung und befolge jeden einzelnen Schritt. Du wirst sehen, dass du schnell verstehst, was gemeint ist. Bald wirst du auf meine Anleitungen verzichten und die Praxis genießen können. Halte jede Asana für mindestens zehn Atemzüge, bevor du achtsam zur nächsten Stellung wechselst.

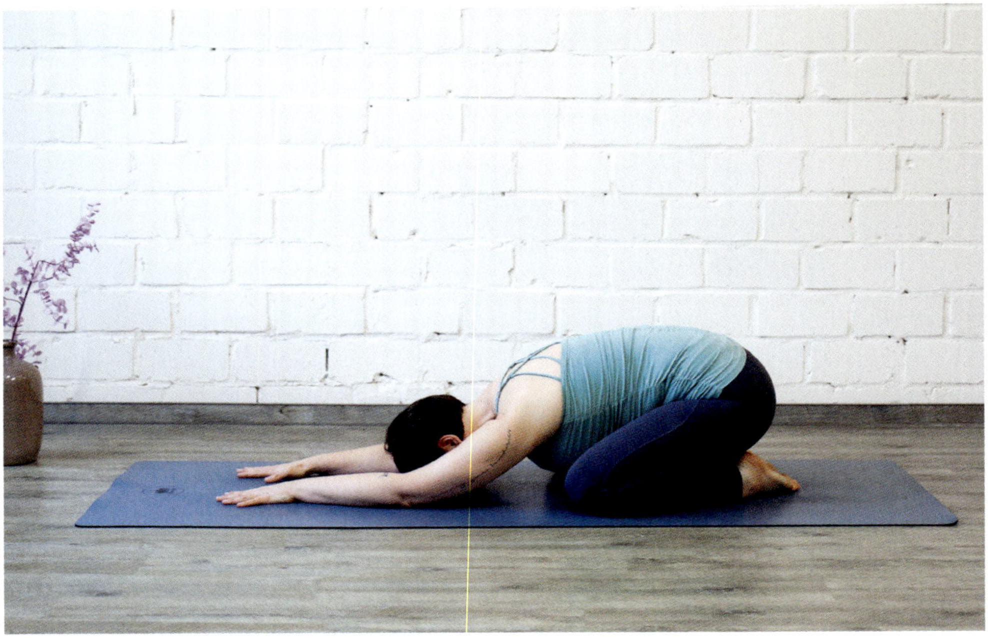

Balasana – Haltung des Kindes

Diese erdende Asana löst Spannungen im Bereich des Rückens, Nackens und der Schultern.

1 Komme in den Vierfüßlerstand, öffne deine Knie mattenweit und bringe dann das Gesäß zu den Fersen. Der Oberkörper sinkt zwischen die Oberschenkel. Lass den Brustraum schwer in Richtung Boden sinken und bringe die Stirn zum Boden. Wenn dir das unangenehm ist, lege gerne eine gefaltete Decke oder ein flaches Kissen unter die Stirn. Wichtig ist, dass sich der Nacken in dieser Stellung entspannen kann. Der Rücken darf hier rund werden.
2 Strecke die Arme nach vorn aus und lass sie dann entspannt am Boden ruhen. Wenn das Gesäß nicht bis zu den Fersen kommt, kannst du eine gefaltete Decke zwischen Gesäß und Fersen legen.
3 Atme einmal tief ein und lass mit der Ausatmung alle Anspannung los.
4 Um aus der Stellung zurückzukommen, richte den Oberkörper mit gerader Wirbelsäule auf und setze dich wieder auf die Fersen.

Wirkung

Balasana ist eine Haltung, die den Körper entspannt und regeneriert. Auf körperlicher Ebene werden die lange Rückenmuskulatur, die Hüften, Oberschenkel und Fesseln gedehnt und der Nacken entspannt. So können Schmerzen und Spannungen im Rücken, im Nacken und in den Schultern gelöst werden. Die Durchblutung des Körpers wird angeregt und die inneren Organe werden bei der Atmung gegen den Widerstand der Oberschenkel massiert. So wird die Verdauung verbessert. Mental wird das parasympathische Nervensystem angeregt, der Geist kommt zur Ruhe. Stress und Ängste bauen sich ab. Balasana ist auch eine wunderschöne Asana, um das Loslassen zu üben.

Aus ayurvedischer Sicht ist Balasana durch den Kontakt zum Boden und die Vorbeuge besonders erdend und somit Vata-reduzierend. Auch wird hier viel Weite im unteren Rücken geschaffen, wo sich Vata oft anstaut und Schmerzen verursacht. Balasana kannst du nicht nur während deiner Yogapraxis üben, sondern auch immer dann, wenn du das Gefühl hast, dein Migränegehirn bedarf der Ruhe. Gönne dir einige Minuten in dieser Stellung.

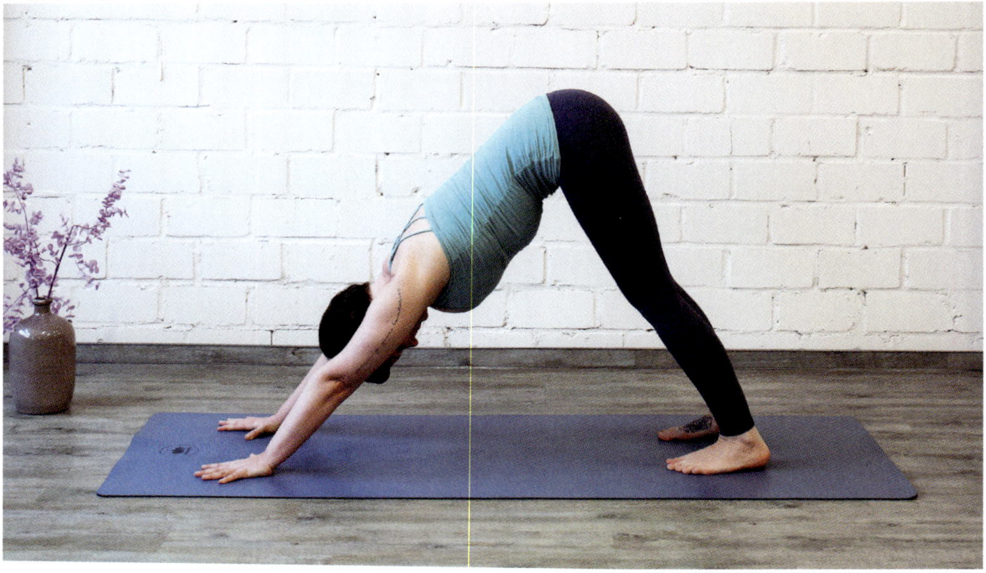

Adho Mukha Svanasana – herabschauender Hund

Diese Yogaposition kann auch zu Beginn einer Migräneattacke helfen.

1 Komme in den Vierfüßlerstand. Die Hände sind unterhalb der Schultern, die Knie unterhalb der Hüftgelenke. Die Finger sind gestreckt und gespreizt und die Handflächen liegen vollständig am Boden auf.
2 Stelle die Zehenspitzen auf, gib Kraft in die Hände und schiebe das Gesäß nach hinten oben. Schiebe gleichzeitig den Oberkörper weg von den Händen in Richtung der Oberschenkel. Hebe die Sitzbeine an, damit der Rücken lang werden kann, und bringe die Schultern weg von den Ohren. Ziehe die Schulterblätter aktiv auseinander. Oberarme und Ohren sind auf gleicher Höhe. Der Nacken ist lang, das Kinn ein klein wenig in Richtung Brustbein geneigt. Der Blick geht Richtung Füße.
3 Mit weiterhin gehobenen Sitzbeinen presse nun die Fersen in Richtung Boden und strecke die Beine. Wenn du die Beine nicht ganz durchstrecken kannst, ohne die Länge im Rücken zu verlieren, lass sie lieber gebeugt. Der Fokus liegt hier nicht auf den gestreckten Beinen, sondern auf dem geraden Rücken.

Wirkung

Auf körperlicher Ebene stärkt der herabschauende Hund die Arme, Handgelenke, Achillessehnen und den unteren Rücken. Schulter-, Rücken- und Beinmuskulatur werden gedehnt. Die Wirbelsäule und der Nacken werden entlastet, was Verspannungen in diesen Bereichen abbaut. Das ist besonders hilfreich bei Migräne, weil wir durch den ständigen Schmerz zu Verspannungen im Bereich der Nackenmuskulatur neigen. Die Blutzirkulation wird verbessert und der Atem vertieft sich, da der Brustbereich mehr Raum hat. Auf psychischer Ebene wird Stress abgebaut, Müdigkeit und Schlaflosigkeit reduziert. Das Gehirn fühlt sich erfrischt an.

Aus ayurvedischer Sicht wird Vata durch die Umkehrhaltung harmonisiert. Die Asana schafft Raum im unteren Rücken, wo sich Vata gerne anstaut und Rückenschmerzen verursacht. Die Länge im Rücken hilft Vata, sich frei entlang der Wirbelsäule zu bewegen. Wenn du schon länger Yoga praktizierst und der herabschauende Hund für dich ohne Anspannung in der Schulter-Nacken-Muskulatur möglich ist, probiere diese Asana einmal zu Beginn einer Migräneattacke. Es gibt viele Betroffene, die auf ihre Wirkung schwören. Solltest du aber merken, dass dadurch der Schmerz zunimmt, ist sie in deinem Fall nicht geeignet. Dann findest du in *Viparita Karani* eventuell eine Alternative (siehe Seite 104).

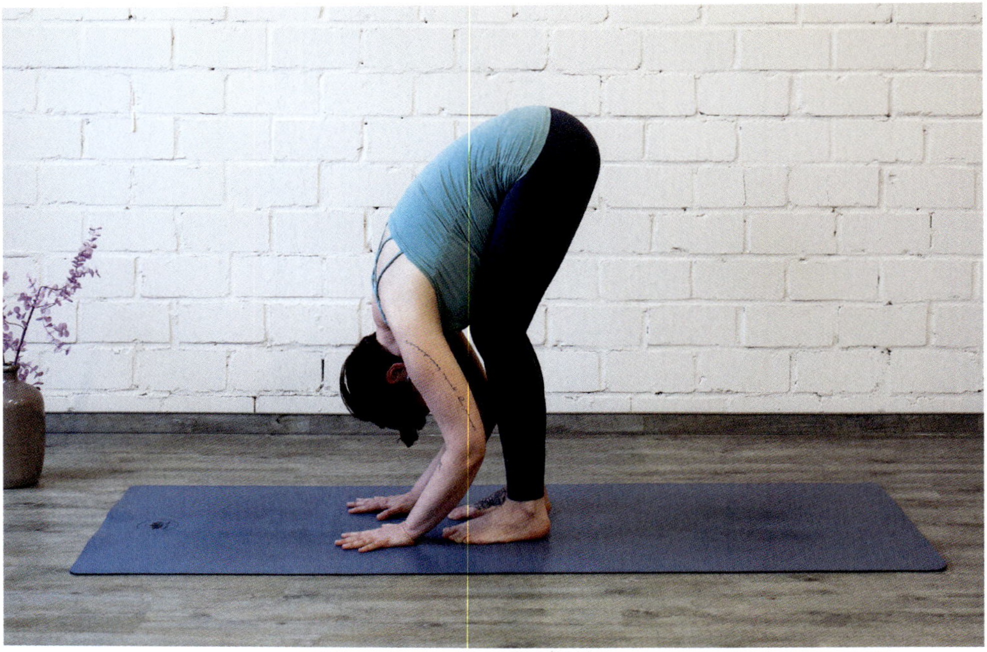

Uttanasana – stehende Vorbeuge

Diese erdende Yogaposition reduziert Vata im unteren Rücken.

1. Komme im herabschauenden Hund auf die Zehenspitzen. Hebe den Kopf, schaue zwischen deine Hände und laufe dann mit möglichst gestreckten Beinen mit kleinen Schritten zum vorderen Rand deiner Matte. Die Füße kommen hinter den Händen zum Stehen. Sie stehen in etwa hüftweit auseinander. Die Fußaußenkanten sind parallel zum äußeren Mattenrand ausgerichtet. Es kann sein, dass du die Fersen dafür ein wenig weiter nach außen nehmen musst. Die Handflächen liegen komplett am Boden. Die Finger sind gestreckt und gespreizt. Der Nacken ist entspannt.
2. Beuge die Beine und bringe den Oberkörper auf den Oberschenkeln zum Liegen. Hebe die Sitzbeine nach hinten oben an, sodass der Rücken lang werden kann.
3. Versuche, die Beine so weit es geht zu strecken, ohne den Kontakt des Oberkörpers mit den Oberschenkeln zu verlieren. Es kommt hier nicht darauf an, die Beine ganz durchzustrecken, sondern die Länge im Rücken zu behalten.

Wirkung

Die stehende Vorbeuge kräftigt die Oberschenkel und die Knie. Die Wirbelsäule wird flexibel und die Waden, Oberschenkel und Hüften werden gedehnt. Verspannungen im Rücken und Nacken lösen sich. Auf psychischer Ebene kommt der Geist zur Ruhe und die Stimmung verbessert sich.

Aus ayurvedischer Sicht wirkt die stehende Vorbeuge vergleichbar wie der herabschauende Hund. Auch hier entsteht Raum im unteren Rücken, was Vata dort reduziert. Zudem wirkt diese Asana durch den gleichzeitigen Kontakt von Händen und Füßen mit dem Boden erdend.

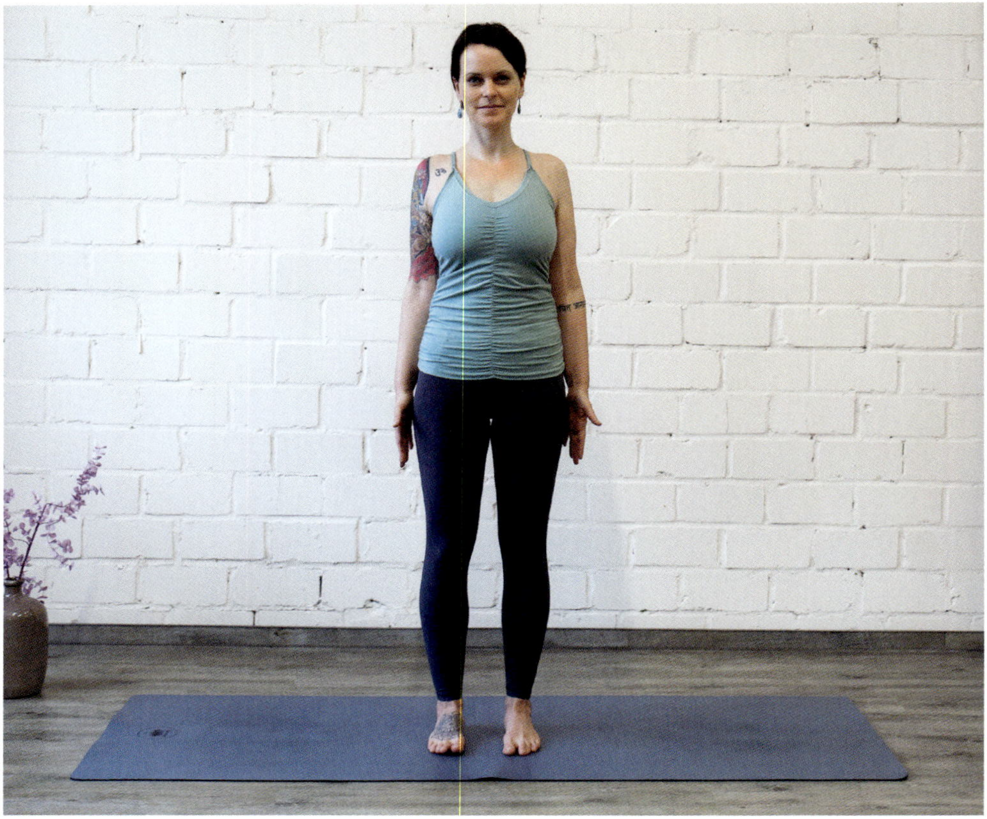

Tadasana – Berghaltung

Diese Asana erdet dich und beruhigt dein Vata.

1 Löse die Hände vom Boden, lass die Beine gebeugt und rolle dich Wirbel für Wirbel langsam nach oben in den Stand. Der Kopf wird als Letztes gehoben. Achte darauf, dass deine Füße noch hüftweit auseinander- und parallel stehen. Ziehe die Zehen nach oben, spreize sie auseinander, so gut es dir möglich ist, und bringe sie, beginnend von der Kleinzehe, einzeln gespreizt zum Boden.
2 Nun gib Kraft in die Beine und ziehe die Kniescheiben bewusst nach oben. Dadurch spannt sich deine Oberschenkelmuskulatur an. Lass das Steißbein ein wenig nach unten sinken. Das Schambein hebt sich dabei ein wenig an. Behalte dabei die natürliche Kurve im unteren Rücken bei.

3 Zieh den Bauchnabel nach innen oben und hebe das Brustbein an. Die Schultern lässt du abwärtssinken, die Arme sind neben dem Körper gestreckt. Die Handflächen zeigen zu den Oberschenkeln. Der Blick geht geradeaus, das Kinn ist ein ganz kleines bisschen in Richtung Brustbein geneigt, sodass der Nacken lang werden kann und der Scheitel in Richtung Decke strebt.

Wirkung

Tadasana hilft dir, körperliches und mentales Gleichgewicht zu entwickeln. Auf körperlicher Ebene wird die ganze Wirbelsäule gestreckt und gelockert. Die Muskeln entlang der Wirbelsäule werden gedehnt. Auch die Bauchmuskulatur wird gestreckt und es entsteht so mehr Raum im Darmbereich. Die Beinmuskulatur wird zudem gekräftigt und dein Körper lernt wieder, sich in einer aufrechten Haltung wohlzufühlen.

Aus ayurvedischer Sicht hilft Tadasana, durch das bewusste Erden der Füße am Boden Vata zu beruhigen. Die Anspannung der Beinmuskulatur verstärkt diesen Effekt der Stabilität. So schaffst du eine stabile Basis für dein erhöhtes Vata.

Urdhva Hastasana mit Seitneigung – gestreckte Berghaltung

Durch die Seitneigung werden beide Körperseiten ausgeglichen und Vata harmonisiert.

1 Bringe aus der Berghaltung die Arme über die Seite nach oben und lege die Handflächen aneinander. Die Arme sind komplett gestreckt. Ziehe die Schultern einmal zu den Ohren und lass sie dann bewusst abwärts sinken. Der Blick geht zu den Händen, wenn es sich im Nacken gut anfühlt. Achte darauf, dass du die Kraft und Stabilität, die du in der Berghaltung in Füßen, Beinen und Rumpf aufgebaut hast, nicht verlierst. Nur die Arme und der Kopf bewegen sich. Der Rest des Körpers bleibt stabil. Verweile in dieser Position für fünf Atemzüge.
2 Dann atme erneut tief ein und lehne dich mit der Ausatmung aus der Taille heraus zur rechten Seite. Die Arme bleiben dabei gestreckt, die Handflächen liegen immer noch aneinander. Atme hier vollständig und tief aus und komme mit der nächsten Einatmung zurück zur Mitte. Mache dich hier noch einmal ganz lang und lehne dich mit der Ausatmung zur linken Seite. Nach der vollständigen Ausatmung atme erneut ein und komme zurück zur Mitte. Wiederhole diese Bewegung insgesamt fünfmal für jede Seite, dann ende wieder in der Mitte, lass die Arme sinken und komme zurück in Tadasana.

Wirkung

Wie in Tadasana unterstützt diese Haltung die Aufrichtung deiner Wirbelsäule und kräftigt deine Beine. Durch die Seitneigung werden zudem deine Flanken gedehnt und massiert.

Aus ayurvedischer Sicht hilft diese Asana vor allem durch die Seitneigung, Vata zu harmonisieren, weil sie beide Körperseiten ausgleicht. Die Dehnung in den Flanken schafft zudem Raum im unteren Rücken und in der Hüfte, wo Vata sich oftmals anstaut und ein Engegefühl und Schmerzen verursachen kann.

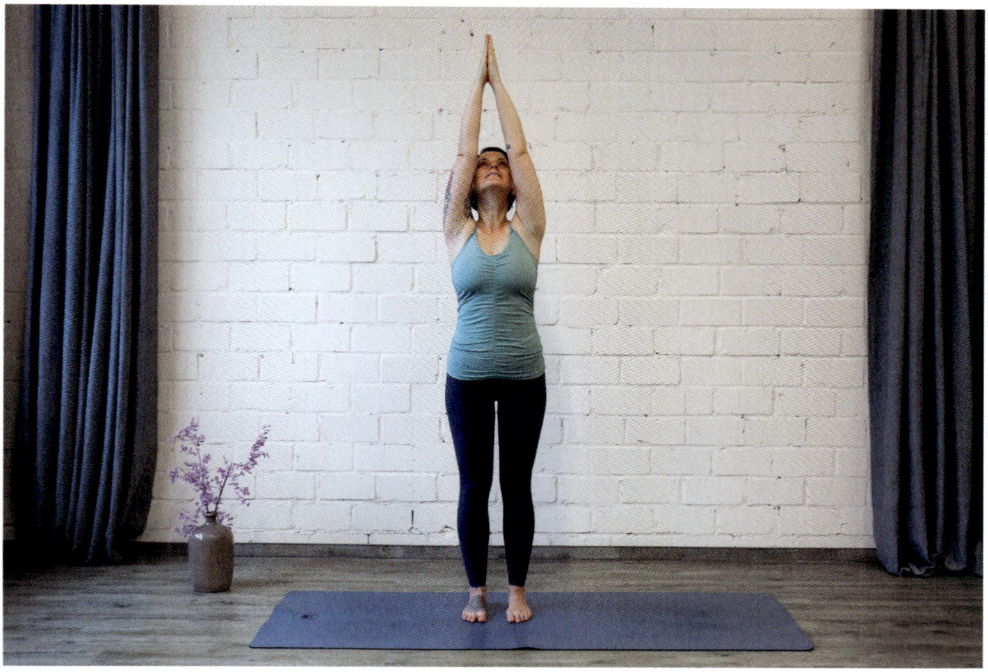

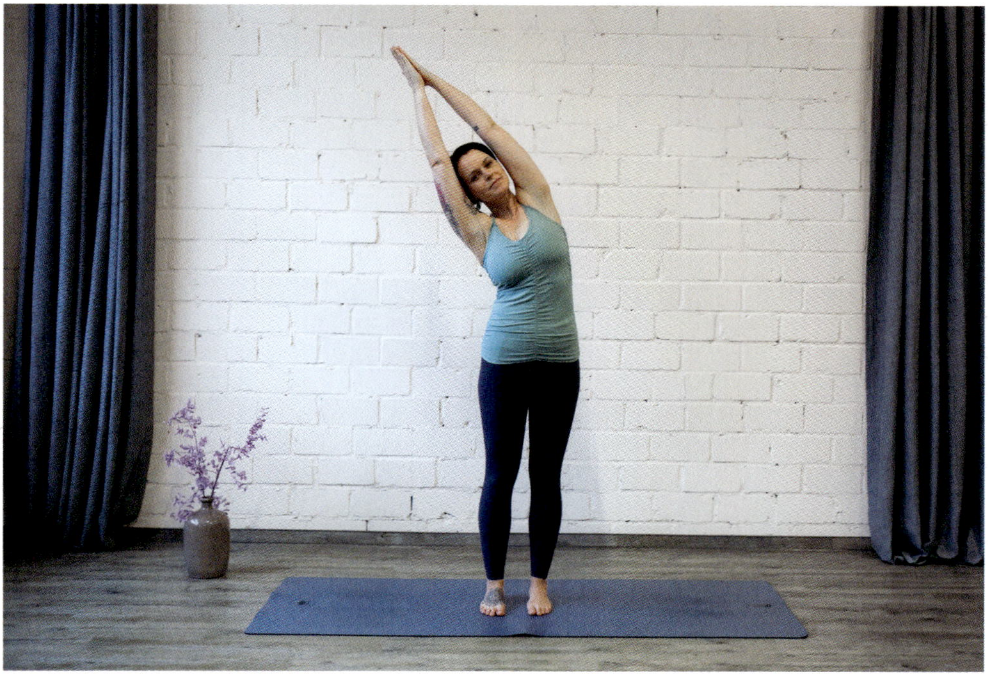

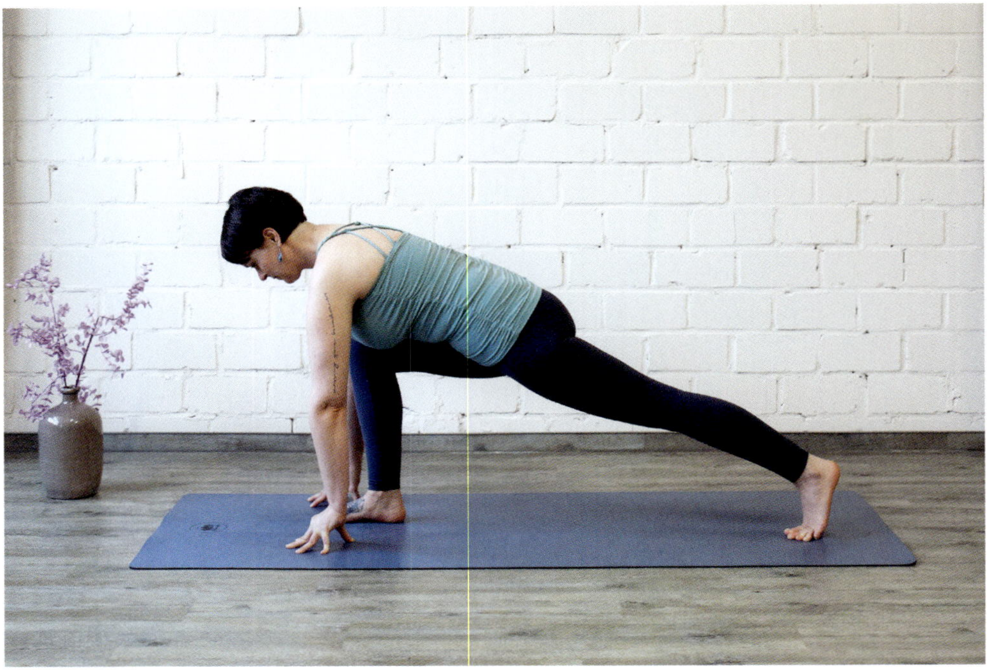

Ashva Sancalanasana – Sprinter

Der Sprinter schenkt dir Erdung und Selbstvertrauen.

1 Führe die Hände mit den Handflächen aneinander vors Gesicht und beuge dann den Oberkörper mit geradem Rücken nach vorn.
2 Führe die Hände in Richtung Boden und komme in die stehende Vorwärtsbeuge. Die Handflächen liegen wieder komplett am Boden.
3 Gib Kraft in die Hände, löse den linken Fuß vom Boden und strecke das linke Bein weit nach hinten aus. Wenn das Bein ganz gestreckt ist, bringe den linken Fuß zum Boden für den Sprinter. Achte darauf, dass das linke Bein gestreckt bleibt.
4 Komme nun auf die Fingerspitzen. Ziehe den Bauchnabel einwärts und mache den Bauch fest, damit dieser den Oberkörper hält und deine Hände nicht sein ganzes Gewicht tragen müssen. Schaue nach vorn zu deinem rechten Bein. Das rechte Knie steht oberhalb deines rechten Knöchels, das Bein ist dabei um 90 Grad gebeugt. Bringe Länge in den Rücken und die Flanken

und hebe dann das Brustbein ein wenig an. Der Blick geht zum Boden, das Kinn ist eine Spur in Richtung Brustbein geneigt, damit der Nacken lang werden kann. Der Scheitel strebt nach vorn in den Raum.

5 Um aus der Haltung herauszukommen, beuge das linke Bein und bringe den linken Fuß wieder neben den rechten. Verweile für fünf tiefe Atemzüge in der stehenden Vorbeuge. Der Rücken darf zur Entspannung rund werden, die Beine sind gebeugt, der Nacken ist locker.
6 Nach fünf Atemzügen bringe wieder Spannung in deine Vorbeuge und baue den Sprinter nun auf der anderen Seite auf.
7 Nach zehn Atemzügen im Sprinter endest du erneut in der stehenden Vorbeuge. Nimm hier nochmals fünf tiefe Atemzüge.
8 Variation: Wenn es zu Beginn noch zu anstrengend ist, das hintere Bein zehn Atemzüge lang gestreckt zu halten, kannst du das Knie auch gern am Boden absetzen. Wenn du empfindliche Knie hast, lege dir eine Decke unter das Knie, damit nicht zu viel Druck auf das Kniegelenk erzeugt wird.

Wirkung

Die Wirbelsäule wird gestreckt, die Rückenmuskulatur gefestigt und der Schulterbereich geöffnet. Der Sprinter ist auch eine tolle Asana für mehr Öffnung in der Hüfte. Unser Hüftbeugemuskel, der *Musculus iliopsoas*, wird dabei gedehnt und die Fuß- und Beinmuskulatur gekräftigt. Auf mentaler Ebene stärkt der Sprinter das Selbstvertrauen.

Aus ayurvedischer Sicht bringt diese Asana durch die vier Kontaktpunkte zum Boden viel Erdung für dein Vata, schafft durch die Kräftigung von Bein- und Fußmuskulatur eine stabile Basis und durch die Hüftöffnung Raum im Beckenbereich, sodass Vata sich frei bewegen kann. Durch die Atembewegung gegen den vorderen Oberschenkel wird der Dickdarm leicht massiert und Vata im Darm mobilisiert.

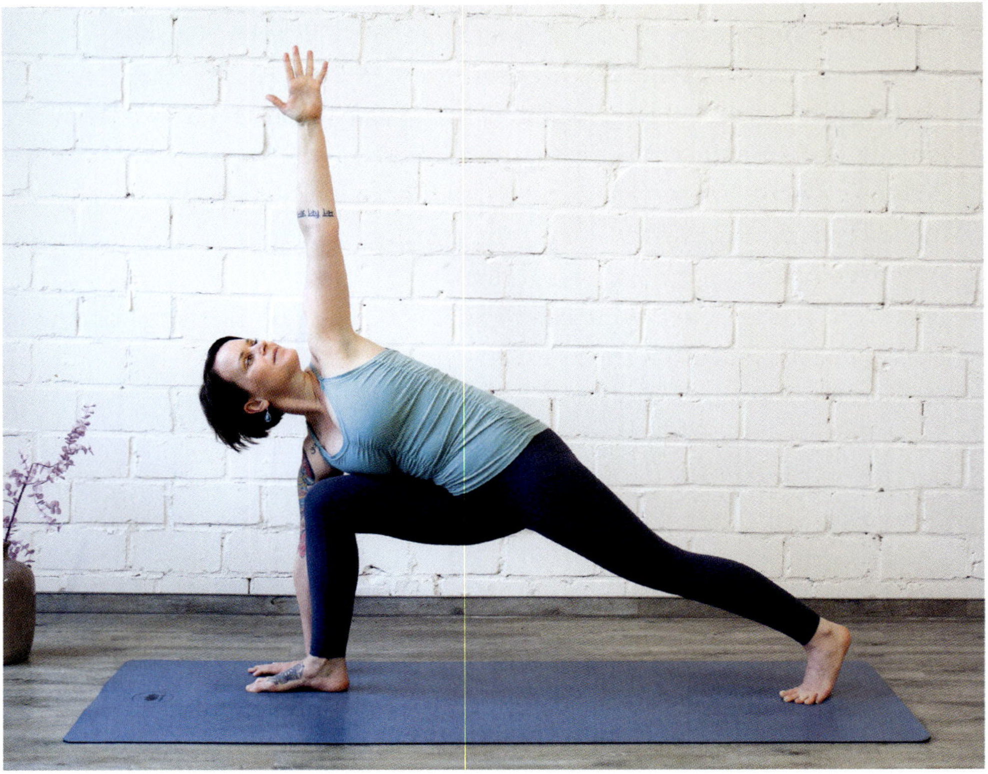

Parsvakonasana – seitliche Winkelhaltung

Diese Asana lindert Stress, mobilisiert Vata und wirkt positiv auf deine Verdauung.

1 Komme aus der stehenden Vorbeuge wieder in den Sprinter mit dem linken Bein hinten. Achte darauf, dass das linke Bein gestreckt ist. Achte auch auf die Position deines rechten Knies im Verhältnis zum Knöchel.
2 Löse nun die linke Hand vom Boden und lege sie zuerst in die Taille. Die rechte Hand bleibt am Boden parallel zum rechten Fuß. Handfläche und Finger liegen komplett am Boden auf.

3 Öffne den Oberkörper zur linken Seite, bringe die Schultern genau übereinander und hebe das Brustbein an. Es darf sich ein wenig so anfühlen, als würdest du dich nach hinten gegen eine imaginäre Wand lehnen wollen. Jetzt löse die linke Hand von der Hüfte und strecke den linken Arm senkrecht in Richtung Decke. Wenn es sich gut anfühlt im Nacken, folge der linken Hand mit dem Blick. Ansonsten finde eine Position, in welcher der Nacken entspannt sein kann.
4 Nach zehn Atemzügen bringe die linke Hand wieder zum Boden und komme über den Sprinter zurück in die stehende Vorbeuge. Entspanne den Rücken und den Nacken und bleibe für fünf Atemzüge in der Vorbeuge.
5 Dann baue die seitliche Winkelhaltung auf der anderen Seite genauso auf wie auf der ersten Seite. Nach zehn Atemzügen endest du wieder in der stehenden Vorbeuge.

Wirkung

Diese Asana führt zu einer Öffnung und Kräftigung, die sich nicht nur auf deinen gesamten Schulterbereich auswirkt, sondern auch auf die Muskulatur von Bauch, Brust und Hüfte. Dein Gleichgewichtssinn verbessert sich. Außerdem wirken sich alle Drehhaltungen positiv auf deine Verdauung aus. Auf geistiger Ebene wird emotionaler und mentaler Stress gelindert.

Die ayurvedische Wirkung ist wie beim Sprinter. Durch die zusätzliche Drehung wird Vata im Dickdarmbereich noch besser mobilisiert.

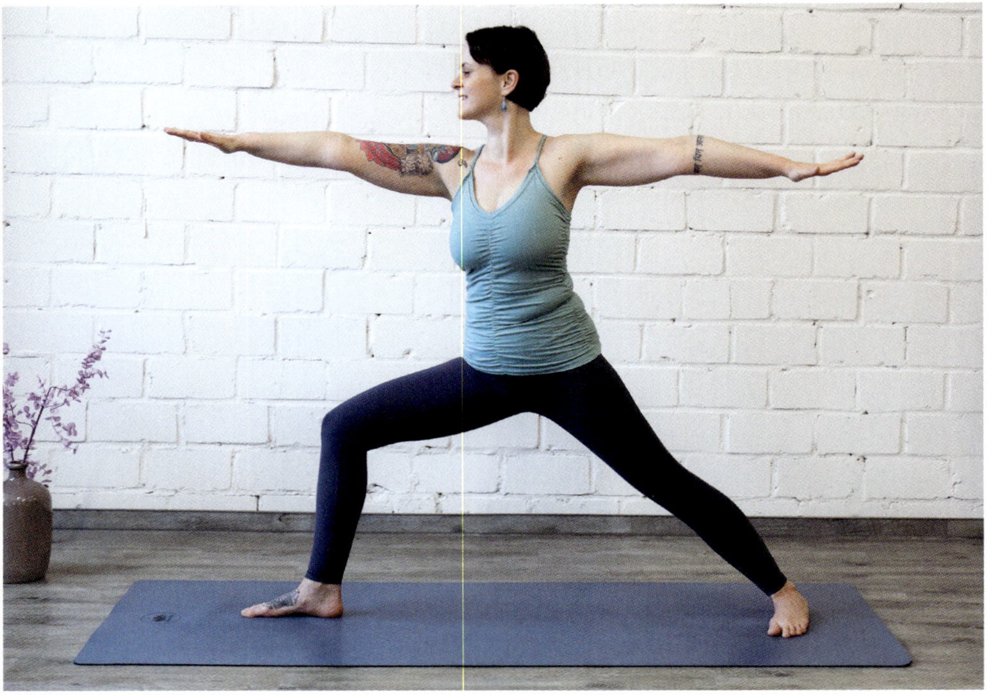

Virabhadrasana II – Krieger II

Selbstvertrauen, innere Ruhe und Erdung sind die Wirkungen dieser kraftvollen Asana.

1 Aus der stehenden Vorbeuge setze den linken Fuß nach hinten um 90 Grad gedreht am Boden ab, um wieder in den Sprinter zu kommen. Die Außenkante deines linken Fußes steht jetzt parallel zum Rand deiner kurzen Mattenseite. Gib Kraft in die Füße, stelle dir vor, du würdest sie energetisch zueinanderziehen, und richte dann den Oberkörper auf. Beuge das rechte Knie, das linke Bein bleibt gestreckt. Presse die Fußaußenkante deines linken Fußes in die Matte. Achte darauf, dass das rechte Knie oberhalb des rechten Knöchels steht. Das rechte Knie zeigt zum Anfang deiner Matte. Lass es nicht nach innen oder außen ausbrechen.

2 Atme ein und hebe die Arme gestreckt bis auf Höhe deiner Schultern an. Die Handflächen zeigen zum Boden. Lass die Schultern entspannt abwärts sinken und richte den Blick über deine rechte vordere Hand in die Ferne. Hebe das Brustbein an und schaffe so Weite im Brustraum. Lass den Atem entspannt weiterfließen, auch wenn es anstrengend wird.
3 Um die Stellung aufzulösen, bringe beide Hände wieder rechts und links neben deinem rechten Fuß zum Boden und komme zurück in den Sprinter. Von dort bringe den linken Fuß neben den rechten, um in der stehenden Vorbeuge zu enden. Lass hier einmal alles los, lass die Knie gern etwas gebeugt und den Kopf und die Arme entspannt hängen.
4 Wenn der Atem wieder natürlich fließt, baue die andere Seite auf, indem du aus der stehenden Vorbeuge mit dem rechten Fuß weit nach hinten in den Sprinter steigst. Löse die Stellung über den Sprinter wieder in die stehende Vorbeuge auf.

Wirkung

Der Krieger II ist eine sehr kraftvolle Asana. Die Muskulatur in den Beinen und Armen wird gekräftigt, die Wirbelsäule gestärkt und gleichzeitig entlastet sowie der Brustraum geweitet. Die Hüften und Beinrückseiten werden zudem gedehnt. Auf mentaler Ebene verleiht der Krieger II Selbstvertrauen und innere Ruhe.

Aus ayurvedischer Sicht gehört der Krieger II als Standhaltung zu den besonders erdenden und somit Vata-reduzierenden Asanas. Die Öffnung und Dehnung in der Hüfte löst zudem eine Ansammlung von Vata in diesem Bereich und lässt es frei fließen. Die Position hilft dir, deinen Körper wieder mehr zu spüren und so zu verstehen, was du brauchst.

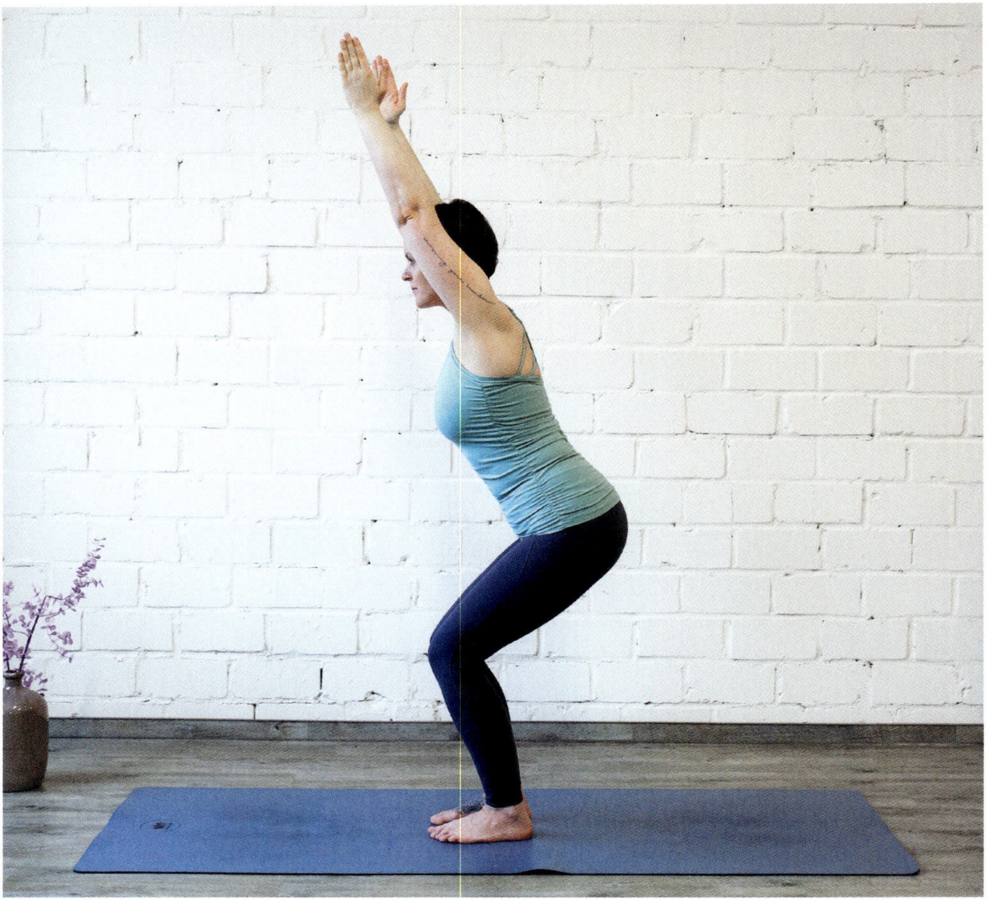

Utkatasana – Stuhl

Diese Yogaposition schenkt dir Stabilität, Selbstvertrauen und Erdung.

1 Aus der stehenden Vorbeuge richte dich Wirbel für Wirbel in den Stand auf. Zuletzt hebe den Kopf an und komme in Tadasana. Hier erinnere dich noch einmal an die Erdung deiner Füße.
2 Nimm nun mit der nächsten Einatmung die Arme über vorn nach oben, sodass die Fingerspitzen in Richtung Decke zeigen. Gleichzeitig beuge deine Knie, als wolltest du dich nach hinten auf die Sitzfläche eines Stuhls setzen. Dein Gesäß strebt dabei nach hinten, dein Rücken bleibt lang. Wenn du jetzt nach unten schaust, solltest du vor deinen Knien deine Zehenspitzen sehen

können. Ist das nicht der Fall, lass das Gesäß noch etwas weiter nach hinten streben.

3 Gib den Blick nun wieder geradeaus und hebe mit der nächsten Einatmung bewusst dein Brustbein ein wenig an und zieh den Bauchnabel einwärts. Der Stuhl ist eine sehr fordernde Asana. Daher neigen wir dazu, hier den Atem anzuhalten. Achte darauf, ihn entspannt weiterfließen zu lassen. Zu Beginn deiner Praxis wird es noch eine Herausforderung sein, zehn Atemzüge lang im Stuhl zu bleiben. Das ist völlig okay. Bleibe so lange, wie du es aushalten kannst, in der Position und nimm wahr, wie es von Mal zu Mal besser wird.

4 Um den Stuhl aufzulösen, strecke deine Beine wieder und lass die Arme sinken, um in Tadasana anzukommen. Verweile so lange, bis der Atem ruhig und ausgeglichen fließt.

Wirkung

Ebenso wie der Krieger II baut auch der Stuhl viel Kraft in den Beinen auf, vor allem in den Oberschenkeln. Durch die Streckung des Rückens wird die Wirbelsäule entlastet. Mental gesehen erlangst du mehr Stabilität und Selbstvertrauen, je öfter du übst.

Aus ayurvedischer Sicht steht der Stuhl ebenfalls für Stabilität und Erdung, was für ein erhöhtes Vata wichtig ist. Durch den Kraftaufbau in den Beinen entwickelst du zudem deine stabile Basis weiter, was dir langfristig hilft, den Anforderungen des Lebens entgegenzutreten.

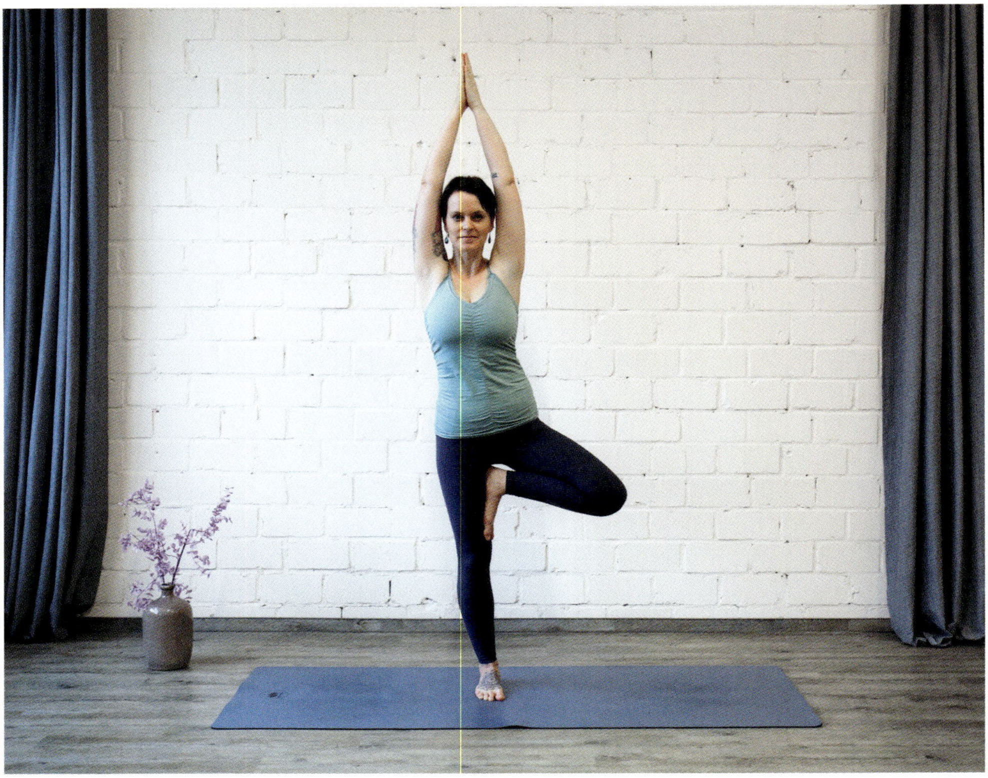

Vrksasana – Baum

Der Baum schenkt deinem Körper Erdung und deinem Geist Ruhe.

1 Stehe in Tadasana und schließe deine Augen. Nimm bewusst die Verbindung deiner Füße mit der Erde wahr. Hebe die Zehenspitzen an und lass sie, beginnend von der kleinen Zehe, wieder zum Boden sinken. Mache die Beine ganz fest, indem du die Kniescheiben nach oben ziehst, und verlagere dein Gewicht auf den rechten Fuß. Nimm den Unterschied im Stand wahr und öffne anschließend deine Augen.
2 Suche dir mit den Augen einen Fixpunkt, an dem du dich festhalten kannst, und löse den linken Fuß vom Boden. Beuge das linke Knie, lass es zur Seite zeigen und finde eine Position für deinen linken Fuß. Vielleicht bringst du ihn nur an den Knöchel, vielleicht an den Unterschenkel oder sogar an die Innenseite deines Oberschenkels. Es ist wichtig, eine Position zu finden, in der du

Stabilität erfährst. Sei zu Beginn nicht zu streng mit dir. Mit regelmäßiger Praxis wird es dir leichtfallen, den Fuß an den Oberschenkel zu bringen.

3 Wenn du das Gefühl hast, stabil zu stehen, bringe die Hände vor das Herz und verweile ein paar Atemzüge. Presse den linken Fuß gegen das rechte Bein und das rechte Bein gegen die linke Fußsohle. Das schafft eine stabile Basis. Achte darauf, dass deine Beine fest sind, sodass die Muskulatur in den Beinen arbeitet. Wenn du dich in dieser Position sicher fühlst, strecke die Arme in Richtung Decke und verweile ein paar Atemzüge, bis du achtsam den linken Fuß wieder neben dem rechten zum Boden bringst.

4 Bleibe für ein paar Atemzüge in Tadasana und versuche wahrzunehmen, was sich verändert hat. Dann beginne die andere Seite aufzubauen, indem du zuerst deine Füße wieder bewusst erdest und dann das Gewicht auf den linken Fuß verlagerst. Wenn du auch die andere Seite geübt hast, bleibe erneut einen Moment in Tadasana und spüre nach. Während der gesamten Übung achte darauf, dass du den Atem frei fließen lässt. Wenn wir den Atem in Vrksasana anhalten, nimmt uns das Stabilität, wir beginnen zu wackeln und neigen dazu umzufallen.

Wirkung

Auf körperlicher Ebene wird die Wirbelsäule gestreckt und die Bandscheiben werden entlastet. Der Baum ist zudem eine gute Gleichgewichtsübung. Auf mentaler Ebene schafft er innere Ausgeglichenheit und Selbstvertrauen.

Aus ayurvedischer Sicht erfährt dein Vata Erdung durch den Kontakt mit dem Boden. Nach und nach kehrt Ruhe in deinem Vata-Geist ein, weil sich der Körper voll und ganz auf das Halten des Gleichgewichts konzentriert.

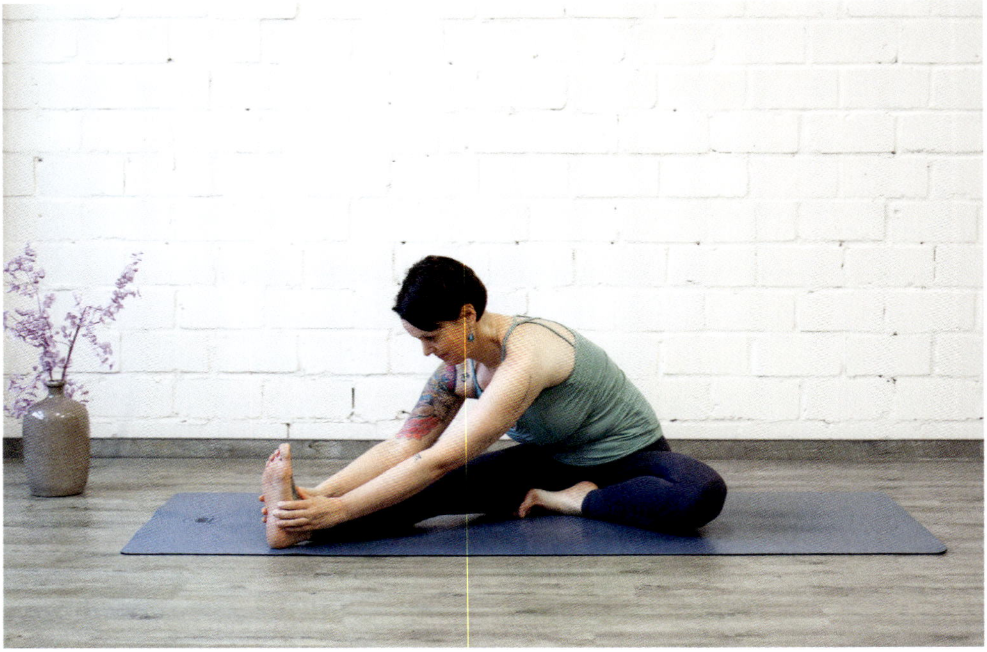

Janu Sirsasana – Kopf-zum-Knie-Haltung

Diese Asana baut angestautes Vata ab, massiert den Dickdarm und dehnt den unteren Rücken.

1 Komme zum Sitzen und grätsche deine Beine so weit auseinander, dass du eine leichte Dehnung in den Leisten verspürst. Beuge nun das linke Bein und bringe die Ferse gegen den Dammbereich. Die linke Fußsohle kommt an der Innenseite deines rechten Oberschenkels zu liegen. Versuche, so gut es geht, das rechte Bein gestreckt zu halten. Jetzt richte den Oberkörper gerade auf und strecke die Arme in Richtung Decke aus. Wende nun den Oberkörper in Richtung des rechten Beins, sodass du deinen rechten Fuß anschauen kannst. Beuge den rechten Fuß im Fußgelenk, ziehe die Zehenspitzen in Richtung Oberkörper und ziehe die Kniescheibe wie in Tadasana nach oben, um das rechte Bein angespannt zu halten.

2 Beginne, dich aus der Hüfte nach vorn zu lehnen, mit dem Oberkörper in Richtung des rechten Oberschenkels. Komme nur so tief mit dem Oberkörper, dass dein Rücken noch gerade ist. Finde dann, wenn du deine Endhaltung erreicht hast, eine Position für deine Hände. Vielleicht magst du sie neben den Beinen auf dem Boden ablegen oder auf den Ober- oder Unterschenkeln. Wenn du schon sehr gut gedehnt bist, kommen die Hände vielleicht bis zu den Füßen, sodass du die Fußsohlen umgreifen kannst. Verweile in dieser Position, solange es sich gut anfühlt.

3 Um aus der Haltung zurückzukommen, richte den Oberkörper langsam, Wirbel für Wirbel, wieder auf, bis du aufrecht sitzt. Strecke das linke Bein aus und bringe beide Beine zusammen. Vielleicht möchtest du dich als Gegenbewegung kurz zurücklehnen. Bringe dafür die Hände hinter deinem Rücken zum Boden und hebe das Brustbein an. Verweile hier für ein paar tiefe Atemzüge und baue dann die andere Seite genauso auf wie zuvor die erste Seite. Ende wieder in der Gegenbewegung mit gestreckten Beinen und leichter Rückbeuge.

Wirkung

Auf körperlicher Ebene werden die Muskeln und Bänder im Bereich der Knie gedehnt und die Beweglichkeit in den Hüftgelenken verbessert. Der Bauch und der Beckenbereich erfahren durch die Vorbeuge eine leichte Massage, was vor allem für den Dickdarm sehr entspannend ist. Durch die Vorbeuge werden zudem die Muskeln im Bereich der Wirbelsäule gedehnt.

Aus ayurvedischer Sicht wird durch die am Boden sitzende Haltung und die Vorbeuge Vata geerdet. Die Massage für den Dickdarm und die Dehnung im unteren Rücken hilft zudem, angestautes Vata zu lösen und abzubauen.

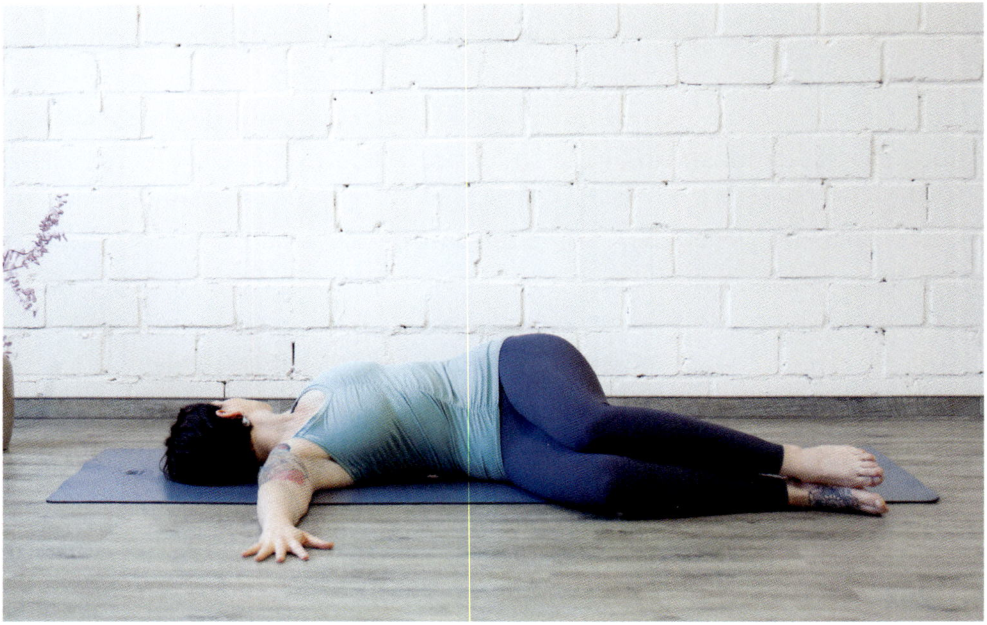

Jathara Parivartanasana – Krokodil/Twist im Liegen

Diese Asana fördert die Entgiftung des Körpers, löst Verspannungen und harmonisiert deine Gefühle.

1 Komme aus dem Sitzen in die Rückenlage. Stelle die Füße vor dem Gesäß hüftbreit auf der Matte auf. Gib die Hände zum Boden, hebe das Gesäß ein wenig an und setze es etwas weiter links auf der Matte auf.
2 Lass nun deine Knie zur rechten Seite sinken. Die Beine sind jetzt geschlossen und liegen aufeinander. Strecke deine Arme im rechten Winkel vom Körper weg. Die Handflächen zeigen zum Boden. Dein Blick geht nach links. Achte darauf, dass beide Schultern am Boden aufliegen. Wenn das nicht möglich ist, gib ein Kissen oder eine Decke unter deine Knie. Polstere die Knie so hoch ab, dass die linke Schulter wieder zum Boden kommen kann. Lass hier bewusst die Knie Richtung Boden los und nimm die Drehung in der Wirbelsäule wahr.

3 Um die Position aufzulösen, bringe deine Knie wieder zur Mitte zurück und strecke die Beine für einen Moment aus. Bleibe für ein paar Atemzüge in dieser Position, um nachzuspüren. Dann stelle die Füße wieder hüftbreit vor deinem Gesäß auf und baue die andere Seite auf. Wenn du die andere Seite geübt hast, ende wieder in der vollständigen Rückenlage und spüre ein paar Atemzüge lang nach.

Wirkung

Auf körperlicher Ebene regt der Twist im Liegen die Leber, Milz und Bauchspeicheldrüse an. Außerdem löst diese Asana Verspannungen im unteren Rücken und in der Hüftgegend. Hals-, Schulter-, Rücken- und Gesäßmuskeln werden passiv gedehnt. Außerdem fördert der Bauchtwist die Entgiftung des Körpers, reguliert und optimiert die Verdauung. Mental kommt es durch die weite Öffnung im Brustbereich zu einer Herzöffnung und Harmonisierung deiner Gefühle.

Aus ayurvedischer Sicht schafft der liegende Twist viel Raum im Bereich des unteren Rückens und der Hüften und ermöglicht es Vata, sich frei zu bewegen. Ebenso wirkt sich die Drehung in der Wirbelsäule positiv auf die Mobilität von Vata aus.

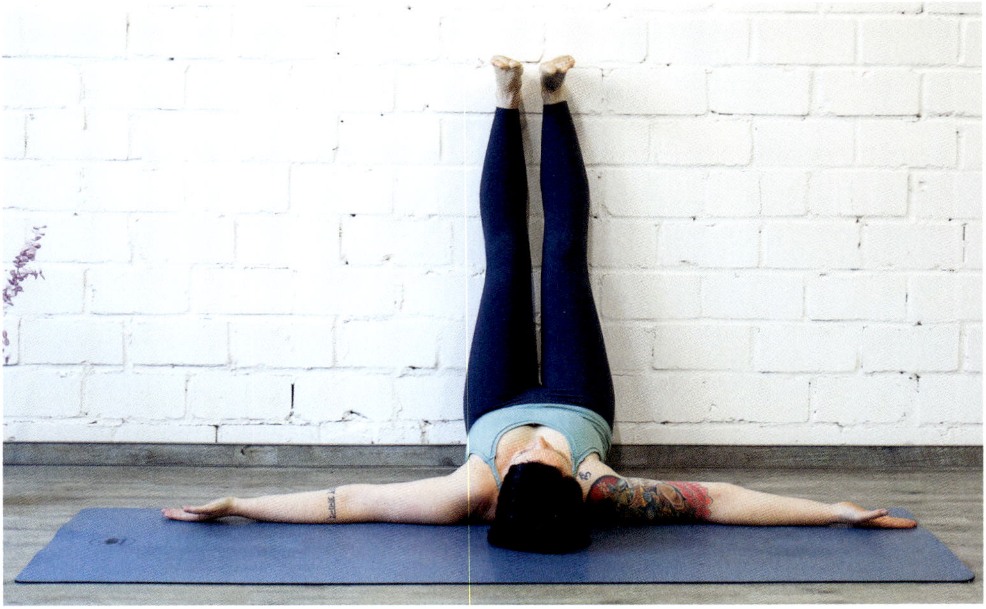

Viparita Karani – unterstützter Schulterstand

Diese Asana lässt deinen Atem freier fließen, baut Stress und angestautes Vata ab.

1 Komme an eine Wand, an der genug Platz ist, um deine Beine dagegen abzulegen. Beginne in einer sitzenden Position mit dem Blick zur Wand und mit in den Kniegelenken gebeugten Beinen. Um mit dem Gesäß ganz nah an die Wand heranzukommen, lege dich auf die rechte Körperseite und strecke die Beine entlang der Wand aus. Dann rutsche mit dem Gesäß so weit es geht in Richtung Wand. Aus dieser Position drehe dich nun auf den Rücken und strecke dabei die Beine senkrecht an der Wand entlang aus. Wahrscheinlich kannst du noch ein wenig weiter mit dem Gesäß in Richtung Wand rutschen. Zwischen Beinen und Wand sollte kein Raum mehr sein. Der komplette Rücken sollte am Boden aufliegen.
2 Strecke die Arme im rechten Winkel seitlich aus und lass die Handflächen zur Decke zeigen. Beide Schultern sollten jetzt Kontakt zum Boden haben. Rolle den Kopf einmal nach rechts und dann nach links, sodass du die Anspannung im Nacken loslassen kannst. Dann komme mittig auf deinem Hinterkopf zum Liegen, der Blick geht in Richtung Decke. Wenn du magst, schließe deine

Augen und folge dem Atem mit deiner Aufmerksamkeit. Verweile in dieser Haltung gerne so lange, wie es sich für dich gut anfühlt. Vielleicht merkst du nach einiger Zeit, dass die Füße kalt werden oder kribbeln. Das ist nichts Schlimmes und hört sofort auf, wenn du die Beine wieder herunternimmst.

3 Um aus der Haltung zurückzukommen, beuge beide Beine in Richtung Oberkörper und rolle dich dann auf die rechte Körperseite. Verweile einen Moment in dieser Position, bevor du deinen Platz an der Wand wieder verlässt und dich bereit machst für *Savasana*.

Wirkung

Im unterstützten Schulterstand wird der Blutfluss zurück zum Herzen erleichtert, die Wirbelsäule entlastet und die Beinrückseiten werden gelockert. Der Brustkorb ist durch die Öffnung der Arme weiter geöffnet, sodass der Atem freier und tiefer fließen kann und der Körper besser mit Sauerstoff versorgt wird. Durch die Umkehrhaltung wird das parasympathische Nervensystem angeregt, was zum Abbau von Stress und einer Reduktion von Anspannung und Ängsten führt.

Aus ayurvedischer Sicht wird der Fluss von Vata im ganzen Körper harmonisiert und durch die Rückenlage und den Kontakt der Beine mit der Wand wird Vata geerdet. Der untere Rücken kann sich in dieser Position herrlich entspannen, Vata wird in diesem Bereich gelöst. Viparita Karani eignet sich auch hervorragend als Asana vor dem Zubettgehen, wenn du Probleme mit dem Einschlafen hast. Vata wird beruhigt, deine Gedanken kommen zur Ruhe und nach ein paar Minuten gleitest du entspannter in den Schlaf. Auch zu Beginn einer Migräneattacke, wenn der Schmerz noch nicht so stark ist, kann Viparita Karani sehr effektiv sein. Hier würde ich dir empfehlen, mindestens fünf Minuten in der Position zu bleiben und den Atem etwas zu vertiefen. Ich konnte mithilfe dieser Asana den Ausbruch einiger Attacken verhindern.

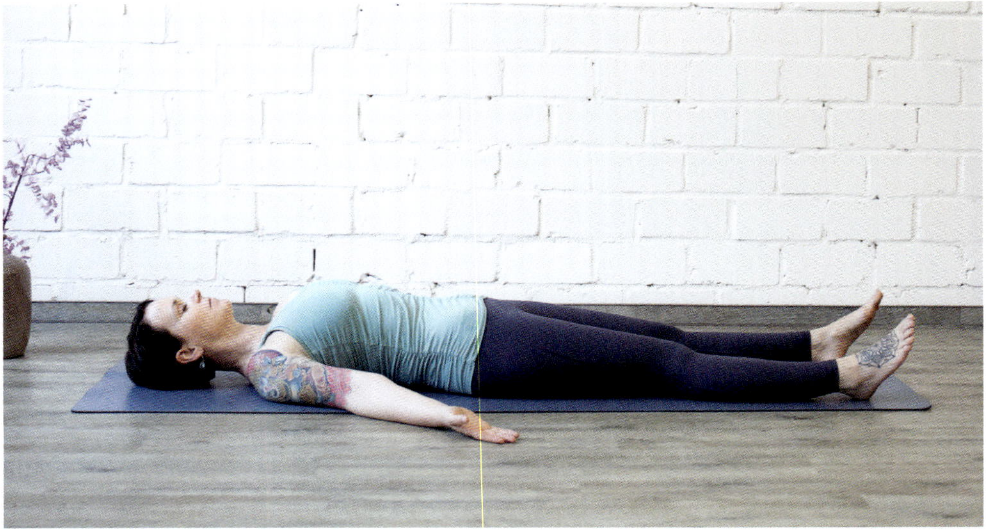

Savasana – Totenhaltung

Gönne deinem Körper und deinem Geist einen Moment der Ruhe.

1 Bevor du in Savasana gehst, mache es dir so angenehm wie möglich. Vielleicht magst du noch Socken oder einen Pullover anziehen und dir eine Decke bereitlegen, mit der du dich in Savasana zudecken kannst. Lege dich dann flach auf den Rücken. Wenn du ein Gefühl von Druck auf dem Hinterkopf hast, kannst du dir gern ein gefaltetes Tuch oder ein dünnes Kissen unter den Kopf legen. Die Beine lege in etwa hüftweit auseinander, gerne auch mattenweit. Lass die Fußspitzen entspannt nach außen fallen. Die Arme bringst du seitlich mit ein wenig Entfernung vom Körper auf den Boden. Die Handflächen zeigen dabei nach oben, die Finger sind locker und entspannt und dabei leicht eingerollt. Kopf und Wirbelsäule bilden eine gerade Linie. Bringe das Kinn ein kleines bisschen in Richtung Brustbein, sodass dein Nacken lang werden kann.

2 Nachdem du dich in Savasana eingerichtet hast, versuche dich nicht mehr zu bewegen, lass den Atem ganz entspannt ein- und ausfließen, ohne einzugreifen oder etwas zu verändern. Beobachte den Fluss des Atems und die kleinen Bewegungen, die dadurch in deinem Körper entstehen. Verweile für mindestens fünf Minuten in Savasana.

Wirkung

Viele Yogalehrer übersetzen Savasana nicht gern als »Totenhaltung«, weil sie diesen Begriff zu abschreckend für ihre Schüler finden. Es geht hier auch nicht darum, sich tot zu stellen oder zu fühlen. Vielmehr bringt die völlige körperliche Ruhe, die bei Savasana eintritt und die mit der Bewegungslosigkeit eines toten Körpers vergleichbar ist, den Geist zur Ruhe. Aus yogischer Sicht sagen wir zudem, dass in Savasana alles integriert wird, was du zuvor praktiziert hast. Die Wirkung der vorherigen Asanas kann sich in Savasana erst so richtig entfalten.

Für dich als Mensch mit Migräne ist das regelmäßige Praktizieren von Savasana sehr wirkungsvoll, weil du deinem Migränegehirn Raum gibst, um in völliger Ruhe und ohne Störung von außen zu sein. Du kannst Savasana auch ohne die vorherige Übungsreihe praktizieren. Vor dem Zubettgehen ist es sehr hilfreich, um deinen Körper und deinen Vata-Geist zu beruhigen. Gönne dir im Bett jeden Abend fünf Minuten Savasana und schaue, wie sich deine Schlafqualität dadurch verändert.

Die Yogasequenz gegen Migräne auf einen Blick

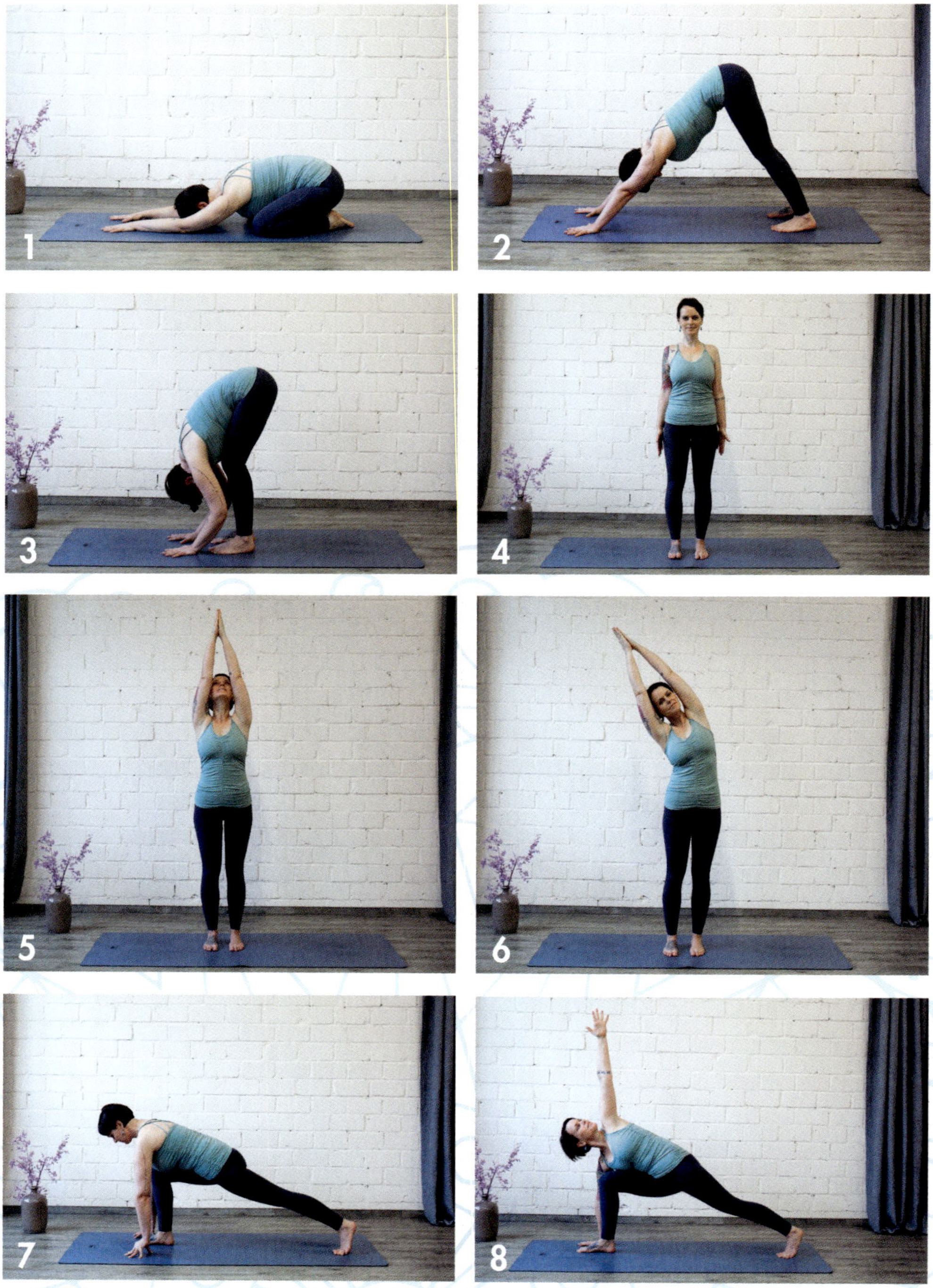

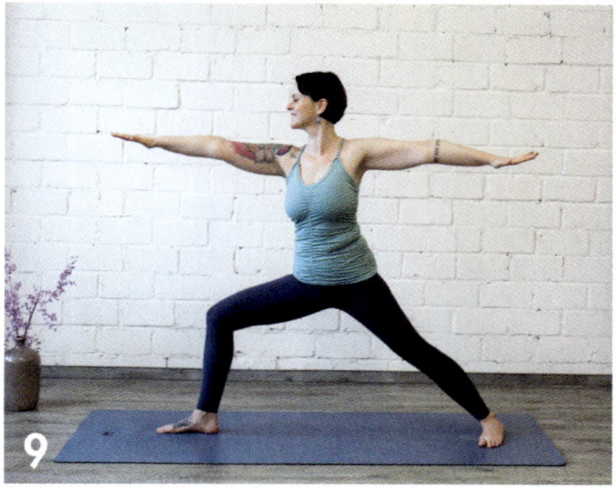

9

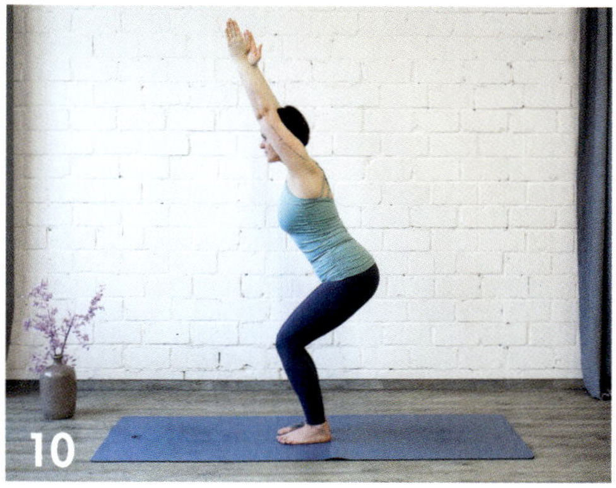

10

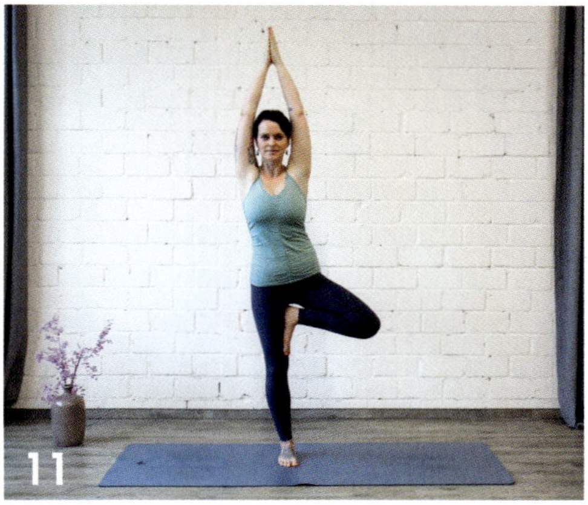

11

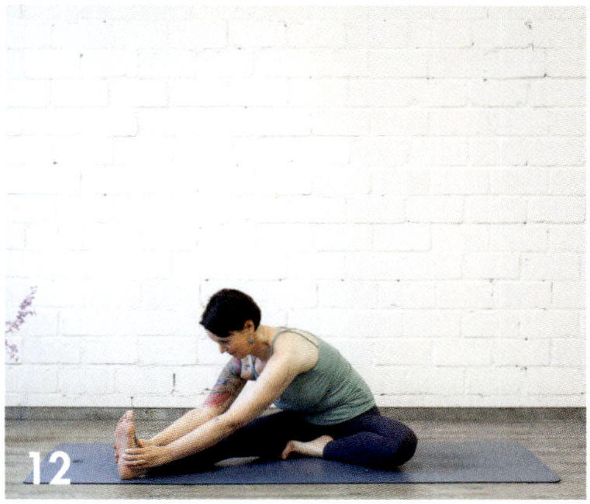

12

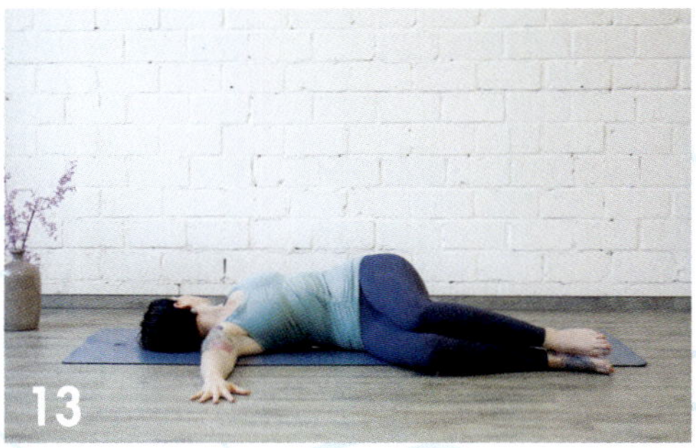

13

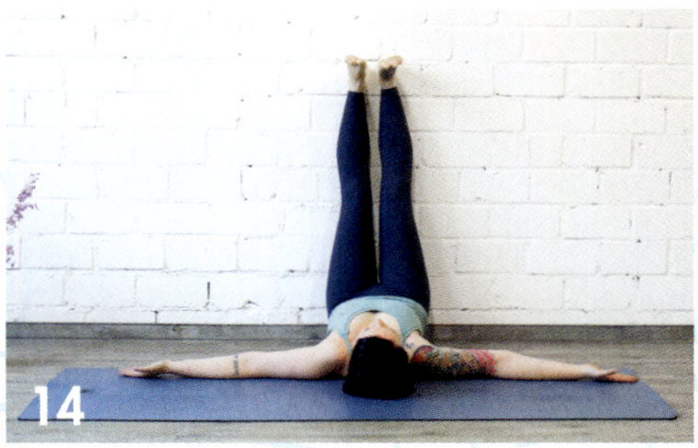

14

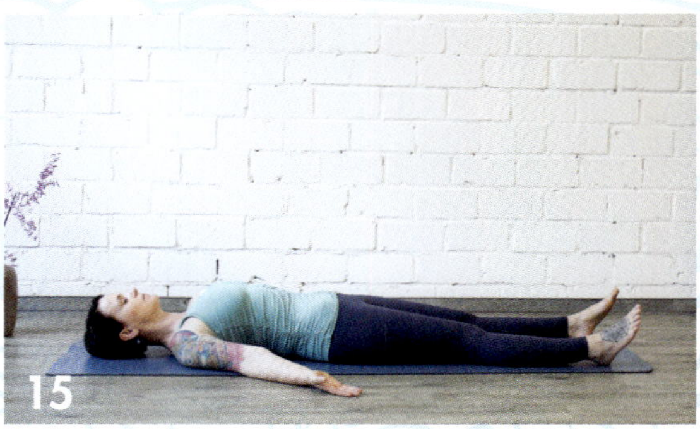

15

Meditation bei Migräne

In der Meditation ist es unser Ziel, den Geist zur Ruhe zu bringen. Das wird von vielen falsch verstanden. Es geht nicht darum, keine Gedanken mehr zu haben. Das ist über einen längeren Zeitraum gesehen nahezu unmöglich. Für kurze Momente kann der Geist frei sein von Gedanken, zum Beispiel in dem Augenblick zwischen den Atemzügen. Aber dann tauchen immer wieder neue Gedanken auf. So ist unser Gehirn nun einmal gemacht. Warum sollte es damit aufhören? In der Meditation lernst du, deine Gedanken nicht mehr den ganzen Raum ausfüllen zu lassen – sie nehmen nicht mehr deine volle Aufmerksamkeit ein. Bei regelmäßiger Praxis stellt sich nach und nach ein Gefühl der Ruhe im Geist ein. Und dieses Gefühl lässt sich auch in den Alltag transportieren.

Menschen, die regelmäßig meditieren, sind weniger ängstlich und haben weniger negative Emotionen. Gefühle wie Zorn oder Ärger können besser reguliert werden. Auch die mentale und körperliche Reaktion auf Stress verändert sich. Menschen, die immer wieder meditieren, können besser mit Stress umgehen und schütten weniger Stresshormone aus. Meditation fördert somit die Gelassenheit. Auf körperlicher Ebene kann Meditation den Blutdruck senken, Schmerzen lindern, Schlafstörungen reduzieren, Angstzustände verbessern und noch vieles mehr.

In der Meditation schaffst du einen Raum, in dem dein überaktiver Geist nichts zu tun hat. Zu Beginn wird es ihm noch schwerfallen zu akzeptieren, dass kein

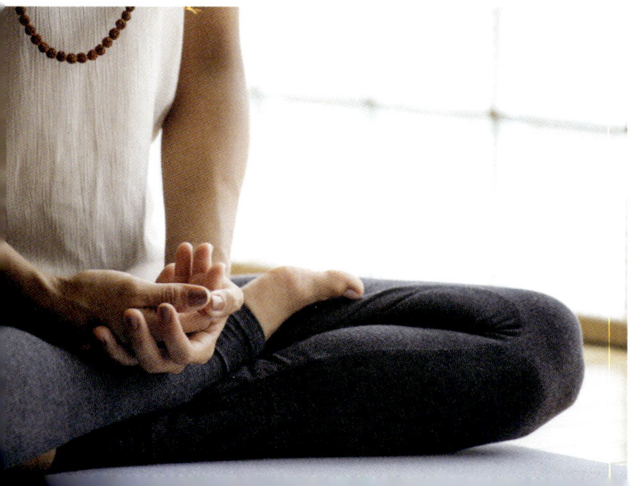

Wenn du regelmäßig meditierst, stellt sich ein Gefühl der Ruhe im Geist ein.

Input von außen mehr kommt. Aber nach und nach wird er sich daran gewöhnen und lernen loszulassen.

Wenn du regelmäßig meditierst, wirst du merken, dass der Alltag entspannter abläuft und du nicht dauerhaft unter Strom stehst. Du wirst lernen zu spüren, wann dein Geist ein wenig Rückzug braucht. Das wird längerfristig dazu führen, dass dein Migränegehirn gar nicht erst mit leeren Energiespeichern konfrontiert wird und sich die Häufigkeit deiner Attacken nach und nach reduziert.

Wenn du noch nie meditiert hast, kann das eine große Herausforderung für dich sein. Wir haben es verlernt, in Ruhe zu sitzen und nichts zu tun. Wir erlauben uns diese Art von Müßiggang einfach nicht. Gerade Menschen mit Migräne haben große Probleme damit. Darum ist es zu Beginn ganz wichtig, dich selbst nicht unter Druck zu setzen oder zu überfordern. Beginne in kleinen Schritten und lass deine Meditationspraxis langsam wachsen.

Der richtige Sitz

Beginnen wir mit der Frage nach dem richtigen Sitz. Gibst du »Meditation« in einer Suchmaschine im Internet ein, findest du Bilder von Menschen, die in sehr verknoteten Posen ganz entspannt sitzen. Der sogenannte Lotussitz ist eine dieser Positionen. Ich kann dich beruhigen: Das ist für eine wirkungsvolle Meditation überhaupt nicht nötig. Im Lotussitz halte selbst ich es nach Jahren regelmäßiger Meditationspraxis keine fünf Minuten aus.

Finde für dich eine Sitzposition, in der du angenehm eine Weile verbringen kannst. Vielleicht ist das der Schneidersitz, vielleicht der Fersensitz, vielleicht sitzt du aber auch auf einem Stuhl und verbindest dich über deine Füße mit der Erde. Anfängern würde ich nicht empfehlen, im Liegen zu meditieren, weil Liegen ein Signal für den Körper ist, dass Schlafenszeit ist. Dann wird es schwer, wach zu bleiben. Finde eine Position für deine Hände, in der sie entspannt liegen können und du deine Schultern locker hängen lassen kannst. Versuche, aufrecht und mit langer Wirbelsäule zu sitzen, damit du frei atmen kannst.

Beobachte den Atem

Wenn du deinen Sitz gefunden hast, beginne mit wenigen Minuten, in denen du dich ganz auf den Fluss deines Atems konzentrierst. Stelle dir am besten einen Wecker, dann hast du nicht das Bedürfnis, zwischendurch auf die Uhr zu schauen. Verfolge den Atem, wie er durch den Körper strömt. Sieh, wo du ihn bei der Ein- und Ausatmung wahrnehmen kannst. Es werden immer wieder Gedanken aufkommen, die dich von der Aufmerksamkeit auf deinen Atem abbringen. Das ist ganz normal. Nimm sie wahr, betrachte sie kurz und lass sie dann vorbeiziehen.

Je öfter du die Atembeobachtung praktizierst, desto leichter wird es dir fallen, deine Gedanken einfach Gedanken sein zu lassen. Und wenn es dir schwerfällt, in Stille zu meditieren, nutze gern die Meditationen, die ich für dich aufgenommen habe. Du findest sie auf meiner Website unter www.drnadinewebering.com/meditationen. Es sind sieben einzelne Meditationen, die du sozusagen als Wochenprogramm praktizieren kannst. Du kannst sie aber auch einzeln durchführen. Eine geführte Meditation macht es dir zu Beginn leichter, den Fokus zu halten.

Finde deine Zeit

Laut der ayurvedischen Lehre ist die beste Zeit für die Meditation der Morgen. Zu dieser Zeit ist der Geist noch ruhig, da noch nicht so viele Informationen auf ihn eingeprasselt sind. Das macht es deinem Migränegehirn leichter, fokussiert zu bleiben. Doch auch auf die Frage, wann die beste Zeit zum Meditieren ist, würde ich letztendlich sagen: »Die beste Zeit ist deine Zeit!« Du solltest dich nicht dogmatisch an vorgeschriebene Regeln halten, denn dann wirst du schnell die Lust verlieren. Es geht darum zu spüren, was du brauchst. Vielleicht geht es dir so wie mir, dass der frühe Morgen die beste Zeit für eine Meditation ist. Eventuell liegt es dir aber auch mehr, am Abend zu meditieren, wenn du weißt, dass du deinen Tag gut bewältigt hast. Oder du nutzt die Meditation am liebsten zwischendurch, wenn du merkst, dass dein Migränegehirn eine Pause braucht. Ich überlasse es dir, deine Zeit zu finden. Vielleicht merkst du auch auf diesem Weg, dass du deine Routine gern verändern möchtest. Auch das ist wunderbar. Es ist deine Zeit!

Pranayama bei Migräne

Mit *Pranayama* bezeichnen wir im Yoga und Ayurveda Atemübungen. Dem Atem kommt in der Philosophie des Yoga und Ayurveda eine große Bedeutung zu. Wir bezeichnen ihn als *Prana*, was für »Lebensenergie« steht. Wenn du auf die Welt kommst, ist einatmen das Erste, was du tust. Und Ausatmen ist das Letzte, bevor du sie wieder verlässt. Ohne Prana ist Leben nicht möglich. Man geht davon aus, dass jeder Mensch bei der Geburt eine vorbestimmte Anzahl an Atemzügen hat. Diese definiert seine Lebensspanne. Ist der letzte Atemzug verbraucht, endet das Leben.

Die Bewegung des Atems ist eng mit der Funktion von Vata verbunden. Darum ist Pranayama so wirkungsvoll bei Vata-Störungen. Allein die Beobachtung des Atemflusses, die du schon im Abschnitt über die Meditation gelernt hast, hat eine unglaublich erdende Wirkung auf Vata und kann Symptome von Stress und Anspannung lindern. Es gibt auch spezielle Atemtechniken, die Vata harmonisieren. Im Folgenden möchte ich dir einige davon vorstellen.

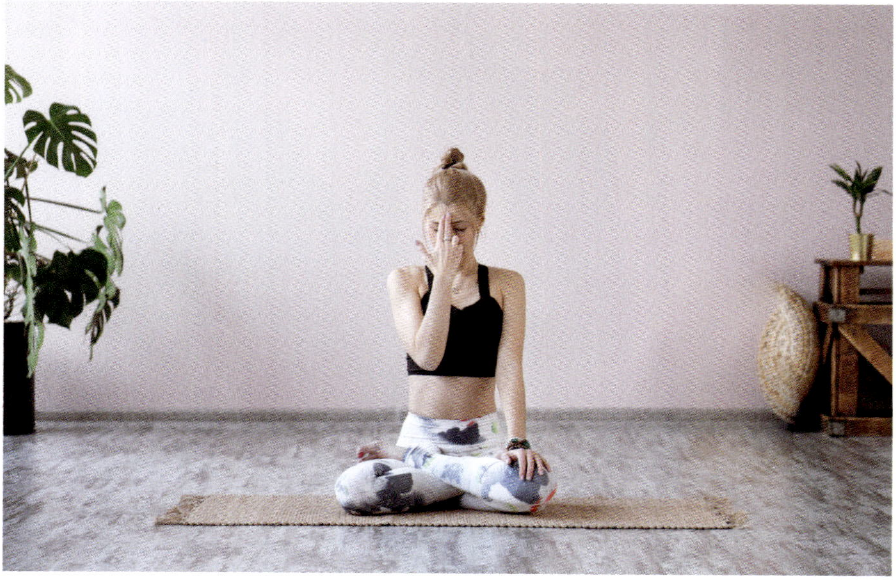

Schöpfe neue Lebensenergie mit Pranayama.

Pause zwischen den Atemzügen

Wir nehmen es meist gar nicht wahr, aber zwischen jedem Atemzug entsteht ganz natürlich eine kleine Pause. In der Yogatradition, die ich praktiziere, sagen wir, dass diese Pause der einzige Moment ist, in dem die Gedanken wirklich zur Ruhe kommen. Darum üben wir, diese Pause wahrzunehmen und zu verlängern.

1 Nimm dafür eine Sitzposition ein, in der du ein paar Minuten entspannt verweilen kannst. Achte darauf, dass der ganze Körper entspannt ist, ziehe nochmals die Schultern fest zu den Ohren hoch und lass sie entspannt abwärts sinken. Schließe die Augen und verbinde dich mit deinem natürlichen Atem, ohne irgendetwas zu verändern. Folge dem Fluss des Atems durch den Körper. Nimm das Einatmen an der Nasenspitze wahr; nimm wahr, wie der Atem die Kehle entlanggleitet bis in den Brustkorb und wie dieser sich ganz natürlich weitet, um den Atem zu empfangen.
2 Beim Ausatmen beobachte, wie sich der Brustkorb senkt, der Atem durch die Kehle wieder zur Nasenspitze aufsteigt und dort ausströmt. Verfolge dies für ein paar Atemzüge.
3 Dann richte deine Aufmerksamkeit am Ende der Einatmung auf den Raum unter dem Herzen. Versuche, in diesem Raum die Pause wahrzunehmen, die entsteht, bevor du wieder ausatmest. Am Ende der Ausatmung richte deine Aufmerksamkeit auf den Punkt zwischen deinen Augenbrauen und schaue, ob du auch hier die Pause wahrnehmen kannst, bevor das Einatmen ganz natürlich kommt. Setze diese Atembeobachtung für mindestens zehn Atemzüge fort.

Das ist für den Beginn genug. Wenn es dir irgendwann leichtfällt, die Pausen wahrzunehmen – das wird sicherlich einige Zeit dauern –, kannst du anfangen, die Pausen zu verlängern. Halte dafür nicht aktiv die Luft an, verweile einfach nur einen Moment länger in der Pause. Mit ein wenig Übung wirst du verstehen, was ich meine. Diese Übung eignet sich auch für zwischendurch, wenn du merkst, dass deine Gedanken gerade bewegt sind oder dein Stresslevel sehr hoch ist. Es braucht nur wenige Minuten und du kannst zur Not sogar mit offenen Augen üben.

Nadi Shodhana

Die Wechselatmung, auf Sanskrit *Nadi Shodhana*, ist ebenfalls eine erdende und Vata-harmonisierende Atemübung. Durch das wechselseitige Atmen durch jeweils ein Nasenloch werden die Energien im Körper ausgeglichen und der Geist kommt zur Ruhe.

Im Yoga ordnen wir jede Körperseite einer Energie zu. Links ist die weibliche Seite, die Mondseite, die eher eine kalte Qualität verkörpert. Rechts dagegen ist die männliche Seite, die Sonnenseite, welche für Hitze und Feuer steht. Beide Seiten miteinander zu verbinden und zu harmonisieren, führt zu Erdung und Balance.

1 Um Nadi Shodhana zu üben, finde deine bequeme Sitzposition und lege die linke Hand entspannt in den Schoß. Die rechte Hand ist aktiv. Während der Übung wirst du mit dem rechten Daumen dein rechtes Nasenloch verschließen und mit dem rechten Ringfinger dein linkes Nasenloch. Der Zeige- und Mittelfinger der rechten Hand liegen entspannt auf dem Punkt zwischen deinen Augenbrauen. Du musst die Nasenlöcher nicht zuquetschen. Es reicht, wenn der jeweilige Finger mit leichtem Druck am Übergang zwischen Nasenknochen und Nasenknorpel liegt. Probiere zuerst diese Handhaltung aus und ertaste die Position für die Finger. Dort, wo du spüren kannst, dass es von hart in weich übergeht, ist die richtige Position.
2 Wenn du dich mit der Handhaltung vertraut gemacht hast, beginne damit, das rechte Nasenloch mit dem Daumen zu verschließen, und atme durch das linke Nasenloch tief ein. Verschließe dann das linke Nasenloch mit dem Ringfinger, öffne das rechte und atme rechts aus. Atme danach rechts wieder ein, verschließe das rechte Nasenloch, öffne das linke und atme links aus. Atme danach links wieder ein, verschließe das linke Nasenloch, öffne das rechte und atme rechts aus. Auf diese Weise fährst du fort. Eine Runde beginnt mit der Einatmung über das linke Nasenloch und endet bei der Ausatmung über das linke Nasenloch.

Zu Beginn würde ich dir empfehlen, mit fünf Runden zu starten. Wenn es dir leichtfällt, steigere die Zahl der Runden Schritt für Schritt. Noch effektiver ist diese Übung, wenn du die Atemzüge gleich lang gestaltest. Wenn du also mit dem

Ablauf gut vertraut bist und nicht mehr über jede einzelne Bewegung nachdenken musst, beginne damit, bei der Atmung zu zählen. Eine gute Länge sind vier bis fünf Zähler für die Ein- und für die Ausatmung. Mit ein wenig Übung kannst du auch länger zählen und die Atemzüge damit noch länger und tiefer machen. Je langsamer wir atmen, desto beruhigender wirkt es auf das Nervensystem.

Auch Nadi Shodhana ist eine schöne Übung für zwischendurch, wenn du merkst, dass dein Energiekonto leerläuft. Durch die tiefe Atmung füllst du den Körper wieder mit neuer Energie. Ich empfehle Nadi Shodhana auch bei Schlafstörungen. Du kannst es kurz vor dem Zubettgehen üben, um in einen tieferen Schlaf zu finden.

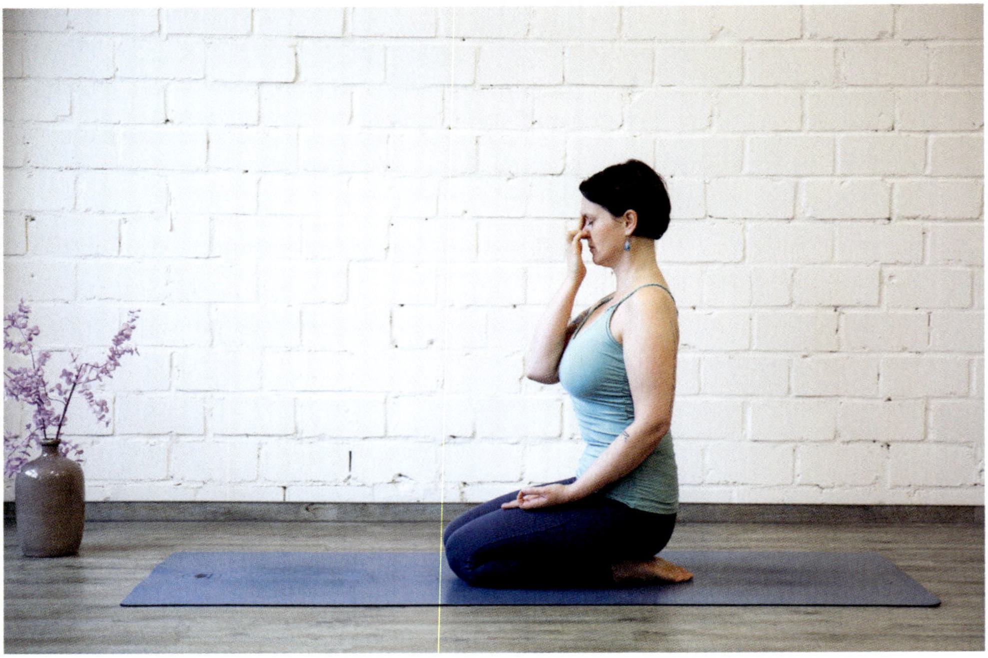

Die Wechselatmung gleicht deine Energien im Körper aus und beruhigt den Geist.

Bhramari

Bhramari wird mit Hummelatem oder Bienensummen übersetzt. Wenn du es einmal ausprobiert hast, weißt du auch, warum. Bhramari ist eine erdende und zentrierende Atemübung, die dir hilft, für kurze Zeit die Außenwelt auszublenden. Zugegeben, anfangs kommt man sich dabei etwas komisch vor, aber der Effekt ist beruhigend, sodass man dieses Nachdenken sehr schnell überwindet. Bhramari ist einfach.

1 Finde deine entspannte Sitzposition, schließe die Augen und atme tief ein. Bei der Ausatmung erzeugst du einen summenden Ton in deiner Kehle. Das führt dazu, dass du bewusst sehr langsam ausatmest.
2 Wenn die Lungen ganz leer sind, atme wieder tief ein und summe die Luft dann wieder aus deinen Lungen heraus. Beginne mit fünf Durchgängen und lass die Zahl wachsen, wenn es dir guttut. Du kannst den Effekt noch intensivieren, indem du dir mit den Daumen die Ohren zuhältst und mit den restlichen Fingern die Augen bedeckst.

Der Hummelatem eignet sich hervorragend als Pranayama vor der Meditation, um deinen Geist zur Ruhe zu bringen. Aber auch zwischendurch kannst du ihn praktizieren, um die Außenwelt kurz auszublenden und dein Energiekonto aufzuladen.

Ayurveda-Migräne-Therapie für zu Hause

Im zweiten Kapitel hast du gelernt, was Ayurveda ist und welche verschiedenen Therapiemöglichkeiten es gibt. Einige Therapien sollten dem Ayurveda-Arzt vorbehalten sein, zumal für ihre optimale Wirkungsweise eine genaue Bestimmung deines aktuellen Ungleichgewichts erforderlich ist. In diesem Teil des Buches möchte ich dir die Therapien erklären, die du auch zu Hause anwenden kannst. Damit wird der positive Effekt der Ernährung und des optimalen Tagesablaufs nochmals verbessert.

Im Vordergrund stehen Reinigungsrituale, die deinen Körper dabei unterstützen, Ama loszuwerden und ein Übermaß eines Doshas zu reduzieren. Du findest hier zusätzlich Empfehlungen, wie du mithilfe von Ölanwendungen, Gewürzen und Kräutern dein Vata reduzieren und so dein Migränegehirn erden kannst. Beginnen wir mit den Reinigungsritualen.

Reinigung der Zähne

Wir sind es gewohnt, täglich unsere Zähne zu putzen und würden das nie infrage stellen. Aus ayurvedischer Sicht werden durch das Putzen der Zähne die Doshas und Ama entfernt, die sich über Nacht durch die Entgiftung im Mundraum angesammelt haben.

Wichtig ist hierbei jedoch die Art und Weise des Putzens und nicht die Zahncreme. Im Westen sind wir es gewohnt, dass die Zahncreme besonders gut schäumen muss, und haben nur dann den Eindruck, saubere Zähne zu bekommen. Das sehen wir im Ayurveda ganz anders. Kaufst du dir eine ayurvedische Zahncreme, wirst du feststellen, dass diese überhaupt nicht schäumt. In den alten ayurvedischen Schriften wird das Putzen der Zähne mit einem kleinen Zweig empfohlen. Diese Zweige, beispielsweise Neem, haben besondere Eigenschaften, die den Mundraum nachhaltig reinigen. Deshalb ist Neem in vielen ayurvedischen Zahncremes enthalten. Man sagt, Neem habe einen schabenden oder kratzenden Effekt, der Ama optimal entfernt.

Das heißt natürlich nicht, dass du dir ab sofort mit einem Zweig die Zähne putzen sollst. Dieser kleine Hinweis soll dich nur sensibilisieren, dass es um die Gründlichkeit des Putzens geht und nicht darum, besonders viel Schaum im Mund zu haben. Achte beim Zähneputzen also darauf, dass du wirklich jeden Bereich deiner Zähne erreichst. Außen- und Innenflächen und auch die Beißflächen sollten mit der Zahnbürste gründlich gereinigt werden. Für den Bereich zwischen deinen Zähnen empfehle ich dir, Zahnseide zu nutzen, da dieser mit unseren Zahnbürsten meist nur schwer zu erreichen ist.

Zungenschaben (Jihwa Prakshalana)

Nicht nur im Mundraum, sondern besonders auf der Zunge lagert sich Ama ab. Das kannst du gut bei dir selbst beobachten. Schau dir in den kommenden Tagen einmal deine Zunge am Morgen vor dem Zähneputzen an. Je nachdem, was und wie spät du gegessen hast, wirst du einen unterschiedlich ausgeprägten Belag auf der Zunge feststellen. Sogar die Farbe des Belags kann unterschiedlich sein. Dieser Zungenbelag ist nichts Schlimmes. Er zeigt dir nur, dass dein Körper in der Nacht reichlich Ama zu verstoffwechseln hatte.

Anstatt Ama wieder herunterzuschlucken, solltest du es dir zur Gewohnheit machen, nach dem Zähneputzen deine Zunge zu reinigen. Dafür kannst du einen speziellen Zungenschaber benutzen oder ganz einfach einen Teelöffel. Damit schabst du die Zunge von hinten nach vorn ab. Du solltest den Vorgang des Schabens so oft wiederholen, bis du keinen Belag mehr abschaben kannst. Achte darauf, dass du nicht zu viel Druck ausübst, sonst reizt du deine sensiblen Geschmacksknospen. Auch solltest du nicht zu weit hinten auf der Zunge ansetzen. Das kann zum einen, gerade wenn man es nicht gewohnt ist, einen Würgereiz auslösen, und zum anderen finden sich ganz hinten auf der Zunge deine sogenannten Wallpapillen. Diese sind deutlich empfindlicher als der Rest deiner Zunge. Nach dem Schaben spüle mit warmem Wasser gründlich nach, damit du all das gelöste Ama auch wirklich loswirst.

Gurgeln (Gandusha)

Kommen wir jetzt zu einem Thema, das in der westlichen Welt oft falsch weitergegeben wird. Wenn man den Begriff *Gandusha* im Internet recherchiert, findet man fast durchweg Anweisungen zum Ölziehen. Das ist klassischerweise jedoch nicht mit Gandusha gemeint. Hier handelt es sich um eine warme Abkochung von ayurvedischen Kräutermischungen (zum Beispiel Triphala).

Ölziehen wird tatsächlich nur empfohlen, wenn es nötig ist, Zähne und Zahnfleisch zu nähren. Bei Menschen mit zu viel Ama oder einer Kapha-Störung wird explizit davon abgeraten. Ich empfehle das Gurgeln mit Öl nur, wenn eine Störung im Mundraum, wie eine Zahnfleischentzündung oder Parodontose, vorliegt. Als Öl empfehle ich gern Kokosöl, welches bei Entzündungen hilft, oder Sesamöl, da es Vata-reduzierend wirkt und sehr nährend für das Zahnfleisch ist. Solltest du keine Probleme im Mundraum haben, reicht das gründliche Gurgeln mit warmem Wasser nach dem Zungenschaben.

Warmes Wasser

Hast du deinen Mundraum ausführlich gereinigt, ist es Zeit für das warme Wasser. Es hilft dem Körper dabei, sich von innen zu reinigen, indem es über Nacht entstandenes Ama aus dem Magen-Darm-Trakt spült, sodass es auf natürlichem Weg deinen Körper verlassen kann. Durch das Wasser wird zudem die Darmbewegung angeregt und die Ausscheidung erleichtert. Wenn du den Tag mit ein oder zwei Tassen warmem Wasser beginnst, tust du deinem Vata etwas Gutes – du reduzierst seine trockene und kalte Qualität. Auch dein Agni wird dadurch angeregt.

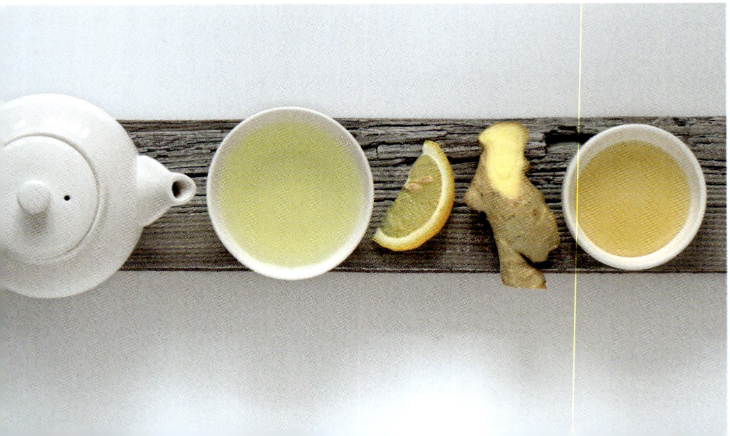

Eine effektive Routine: Starte den Tag mit ein oder zwei Tassen warmem Wasser.

Über die richtige Menge scheiden sich die heutigen ayurvedischen Geister. Du findest Empfehlungen zwischen einem Glas und einem Liter. Ich empfehle meist ein großes Glas, es sei denn, meine Patienten zeigen deutliche Zeichen von Trockenheit. Dann rate ich auch mal dazu, für einen kurzen Zeitraum zwei Gläser zu trinken. Starte am besten mit einem Glas und schaue, wie es dir damit geht. Du kannst das Wasser lauwarm aus dem Wasserhahn nehmen oder es vorher zum Kochen bringen. Das bleibt ganz dir überlassen. Zu den heute verbreiteten Empfehlungen, man müsse das Wasser mindestens zehn Minuten kochen, findet sich nichts in den alten ayurvedischen Schriften. Probiere am besten aus, welche Routine zu dir passt. Ich verspreche dir, du wirst schnell merken, wie gut dir diese kleine Veränderung tut.

Noch ein Tipp: Wenn dir das warme Wasser pur zu langweilig ist, kannst du Ingwer oder Zitrone für den Geschmack hinzugeben.

Ölmassage (Abhyanga)

Abhyanga, die ayurvedische Ölmassage, ist eine spezielle Therapieform, die im Rahmen von Ayurvedakuren angewandt wird. Dabei wird der Patient von einem oder zwei Ayurvedatherapeuten mit warmem Öl massiert. Die Öle bei einer solchen Massage sind mit individuell für den Patienten zusammengestellten Kräutern versetzt und es gibt eine spezielle Massagetechnik. Die Ölmassage wirkt vor allem beruhigend auf ein erhöhtes Vata-Dosha. Sie fördert Stärke und Kraft sowie Entspannung und einen tiefen Schlaf. Zudem verbessert sie das Gewebewachstum und nährt die Gewebe.

Abhyanga kann in Form der Selbstmassage auch Teil deiner täglichen Routine sein. Bei Vata-Störungen wie deiner Migräne empfehle ich hierfür naturreines Sesamöl. Besonders wohltuend ist es, das Öl vorher zu erwärmen. Du kannst es aber auch direkt aus der Flasche anwenden, da durch das Reiben der Hände auf der Haut ebenfalls Wärme erzeugt wird. Beginne mit der Massage am Kopf und arbeite dich dann langsam herunter zu den Füßen. Auch Gesicht und Ohren darfst du massieren. Lass das Öl nach Möglichkeit einige Minuten einwirken und dusche es anschließend mit warmem Wasser ab. Danach kannst du dich wie gewohnt abtrocknen.

Perfekt wäre es, wenn du diese Massage jeden Tag durchführen würdest. Aber seien wir ehrlich: Wer hat dafür Zeit? Vielleicht kannst du sie aber als schönes Ritual am Wochenende in deine Routine integrieren. Durch die Massage reduzierst du nicht nur Vata, sondern kommst auch wieder etwas mehr in Kontakt mit dir selbst. Sie ist eine wunderbare Achtsamkeitsübung, die dir hilft, dich selbst bewusster zu spüren.

Nasenreinigung (Nasya)

Bei *Nasya* handelt es sich um die Anwendung von Öl in der Nase. Der Begriff »Nasenreinigung« umfasst nicht alle vorteilhaften Effekte von Nasya. Hierbei werden nämlich nicht nur die Nase und die Nebenhöhlen gereinigt, sondern auch die Schleimhaut im Nasen-Rachen-Raum genährt und Vata dort reduziert. Nasya ist besonders wirkungsvoll bei Migräne. Deswegen möchte ich dir diese Behandlung ans Herz legen.

Wird Nasya als Therapie während einer Ayurvedakur angewandt, erhält der Patient, ebenso wie bei der Abhyanga, ein speziell für ihn hergestelltes Öl. In der Selbstanwendung empfehle ich wieder Sesamöl. Am leichtesten ist es, wenn du das Öl in eine Glasflasche mit Pipette gibst. Damit lässt es sich besser dosieren. Lege dich flach auf den Rücken und hebe das Kinn weit nach oben an, sodass der Nacken kurz wird. Wenn du dich auf dein Bett legst, kannst du den Kopf auch einfach über die Bettkante hängen lassen. Das macht es noch leichter. Gib zwei Tropfen des Öls in jedes Nasenloch. Ziehe dann einmal fest die Nase hoch, lege den Kopf wieder normal hin und bleibe ein paar Minuten liegen, damit sich die Wirkung entfalten kann. Nasya kannst du einmal täglich, am besten morgens, durchführen. Die Behandlung sollte auf leeren Magen erfolgen.

Fußmassage (Padabhyanga)

Unsere Füße haben in der Philosophie des Ayurveda einen großen Stellenwert, weil sie unseren direkten Kontakt mit der Erde darstellen. Sich liebevoll um seine Füße zu kümmern, hat darum einen besonders erdenden Effekt. Und das ist für dein Vata und somit für deine Migräne extrem wichtig. Ein schönes Ritual, das du täglich praktizieren kannst, ist die Fußmassage mit Öl. Durch das Öl gleichst du die trockene Qualität von Vata aus, die Berührung deiner Füße bringt dich wieder mehr in Kontakt mit dir selbst und dein Nervensystem kommt zur Ruhe. Auch kann dir die Fußmassage zu einem tieferen Schlaf verhelfen. Daher empfehle ich dir die Fußmassage als tägliches Ritual vor dem Zubettgehen.

Du brauchst dafür ein hochwertiges Sesamöl und ein Handtuch. Alternativ geht auch Mandelöl. Setze dich auf dein Bett, lege das Handtuch unter deine Füße und gib etwas Sesamöl in deine Hände. Massiere das Öl in deine Füße ein. Sieh die Massage nicht nur als Eincremen der Füße, sondern lass dir Zeit, jeden Teil deiner Füße und vielleicht sogar deiner Knöchel mit leichtem Druck zu massieren. Wenn du den beruhigenden Effekt deiner Massage verstärken möchtest, mische das Öl gerne mit ein paar Tropfen Lavendelöl. Lavendel hat ebenfalls eine erdende Wirkung und wird über die Fußsohlen leicht vom Körper aufgenommen. Über den Geruch bei der Massage nutzt du gleichzeitig den positiven Effekt der Aromatherapie.

Aromatherapie

Unseren Sinnen wird im Ayurveda große Aufmerksamkeit geschenkt. Mit ihrer Hilfe ist es möglich, die Doshas zu harmonisieren. Besonders einfach und effektiv kannst du das über deinen Geruchssinn tun. Deine Riechnerven sind ein direkter Teil deines Gehirns und du hast sicher schon oft in deinem Leben die Erfahrung gemacht, dass Gerüche Emotionen erzeugen können. Durch spezielle Gerüche, die du zum Beispiel aus deiner Kindheit kennst, können wohlige, aber auch unangenehme Gefühle in dir hervorgerufen werden, da dein Geruchssinn direkt mit deinem sogenannten limbischen System, dem Sitz deiner Emotionen, verbunden ist. So kannst du mit schönen Gerüchen gezielt schöne und somit beruhigende Emotionen erzeugen. Im Ayurveda geht man noch weiter: Über

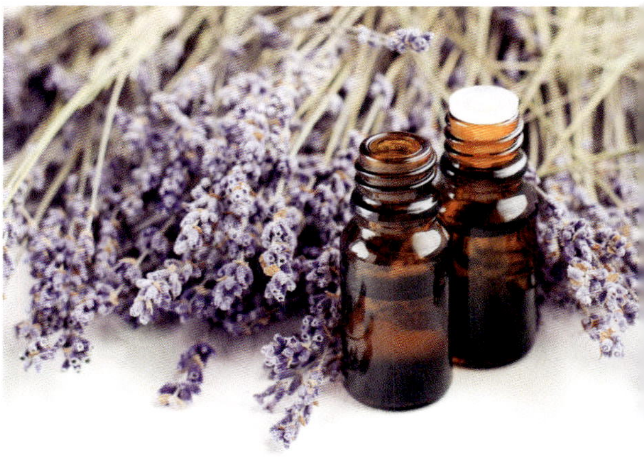

Spezielle Düfte harmonisieren deine Doshas und besänftigen Vata.

deinen Geruchssinn kannst du mithilfe von speziellen Düften auch die Doshas harmonisieren. Hier ist die Auswahl der Düfte besonders wichtig. Um ein erhöhtes Vata zu besänftigen, braucht es Düfte, die eher süßlich, sauer und schwer sind. Beispiele hierfür sind Orange, Geranie, Zimt, Zedernholz, Patschuli und Sandelholz. Aber auch Lavendel wirkt toll bei einer Vata-Störung.

In der Anwendung gibt es viele Möglichkeiten. Ich würde dir empfehlen, mit hochwertigen ätherischen Ölen zu arbeiten, da diese besonders rein und nicht mit Chemikalien vermischt sind. Du kannst mit einzelnen Düften oder Mischungen arbeiten. Am besten probierst du aus, was sich für dich am besten anfühlt beziehungsweise welchen Geruch du am liebsten magst. Am einfachsten ist es, ein bis zwei Tropfen des Öls oder der Ölmischung direkt in deine Hand zu geben. Verreibe es zwischen den Händen, halte diese vor deine Nase und nimm ein paar tiefe Atemzüge. So verbindest du deine Aromatherapie direkt mit einer kleinen Atemmeditation. Es ist aber auch möglich, das Aroma der Öle über einen Diffusor im ganzen Raum zu verteilen. Auch kannst du das Öl wie ein Parfum tragen und so den ganzen Tag mit dir nehmen. Dafür empfehle ich, das Öl mit einem Trägeröl (etwa Mandelöl, Kokosöl oder Jojobaöl) zu vermischen, da es bei empfindlicher Haut ansonsten zu Hautreizungen kommen kann. Das mit dem Trägeröl vermischte Öl reibst du zwischen deinen Händen und trägst es auf Hals und Nacken, vielleicht auch auf die Handgelenke auf. Darüber hinaus kannst du die aromatherapeutische Wirkung auf dein Vata auch bei der Ganzkörper- und Fußmassage nutzen, indem du deinem Massageöl ein bis zwei Tropfen deines Lieblingsöls hinzufügst.

Vata mit Tee beruhigen

Auch mithilfe deiner Getränke kannst du etwas gegen dein erhöhtes Vata und somit gegen deine Migräne tun. Wenn wir uns an die Qualitäten von Vata zurückerinnern (trocken, kalt und rau) und daran, dass man ein Dosha am besten mit den gegenteiligen Qualitäten ausgleicht, liegt es nahe, dass warme Getränke wie Tee bei Vata-Disbalancen ideal sind.

Vielleicht hast du schon erlebt, dass du Migräne bekommst, wenn du zu wenig trinkst. Wenn der Körper austrocknet, steigert das die Trockenheit von Vata. Darum ist es für Menschen mit Migräne besonders wichtig, auf eine ausreichende

Trinkmenge zu achten – aber auch die richtigen Getränke sind entscheidend. Dass kühlschrankkalte Getränke dein Vata erhöhen und dein Agni stören, hast du im zweiten Kapitel gelernt. Nun möchte ich einige Kräuter und Gewürze mit dir teilen, die Vata reduzieren und sich hervorragend für die Herstellung von Tee eignen. Ideal hierfür sind:

- Ingwer
- Senfkörner
- Kardamom
- Fenchel
- Zimt
- Kreuzkümmel
- Kümmel
- Schwarzer Pfeffer (in kleinen Mengen)
- Anis
- Wacholder
- Vanille
- Oregano
- Estragon
- Basilikum
- Rosmarin
- Thymian
- Majoran
- Salbei

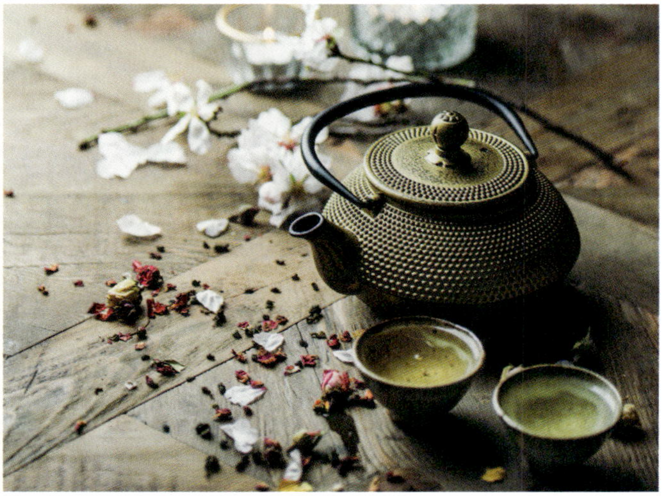

Spezielle Teemischungen sind ideal, um Vata-Disbalancen auszugleichen.

Du kannst die Kräuter und Gewürze einzeln nutzen oder daraus Kombinationen erstellen, die du je nach Lust und Bedarf anwenden kannst. Ich mag besonders die Kombination aus Ingwer, Zimt, Kreuzkümmel, Fenchel und schwarzem Pfeffer. Um einen Tee herzustellen, gibst du eine kleine Menge deiner Lieblingsgewürze (circa einen halben Teelöffel) in einen Topf und gießt sie mit einem Liter Wasser auf. Das Ganze lässt du einige Minuten kochen – und fertig ist dein Tee. Noch einfacher kannst du es dir mit einem Teebecher mit einem im Deckel eingebauten Sieb machen. Darin kannst du die Gewürze mit kochendem Wasser übergießen und den Tee sofort mitnehmen. Wenn du ihn ausgetrunken hast, kannst du die Mischung sogar noch ein- bis zweimal aufgießen. Auf diese Weise hast du immer ein wärmendes, erdendes Getränk dabei.

Das Agni anregen

Bei einer Vata-Störung ist das Agni häufig genauso instabil wie der Geist. Ein schwaches Agni kann deine Nahrung nicht ausreichend verdauen und es kann zur unerwünschten Produktion von Ama kommen – selbst wenn du deine Nahrungsmittel aus ayurvedischer Sicht richtig auswählst und warm zubereitest.

Um dein Agni vor dem Essen anzuregen, möchte ich einen einfachen Tipp mit dir teilen: Mache es dir zur Gewohnheit, eine halbe Stunde vor den Mahlzeiten ein kleines Stück Ingwer mit einer Prise Salz und einem Spritzer Zitrone zu kauen. Das facht dein Agni an und es ist bereit, deine folgende Mahlzeit optimal zu verdauen. Wenn du den Geschmack nicht magst, kannst du dir auch einen Ingwer-Shot aus den Zutaten zubereiten. Gib dafür ein Stück geschälten Ingwer, eine Prise Salz, ein wenig Zitronensaft und ein halbes Glas Wasser in einen Mixer und püriere das Ganze, bis es flüssig ist. Den Shot kannst du ebenfalls eine halbe Stunde vor den Mahlzeiten trinken.

Goldene Milch

Goldene Milch, auch Kurkuma-Latte genannt, ist im Moment ein absolutes Trendgetränk. Die wenigsten wissen aber, dass es ein ayurvedisches Heilmittel ist. Und dazu eines, das du dir ganz einfach zu Hause zubereiten kannst.

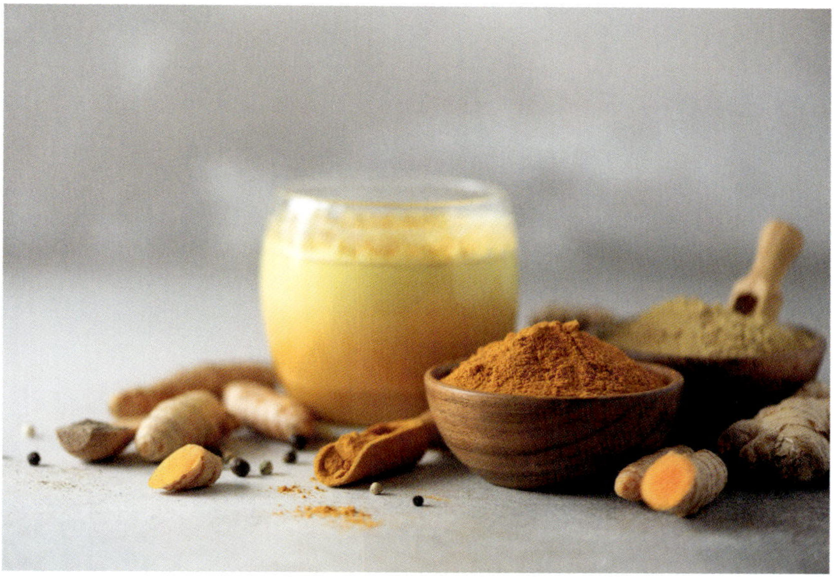

Die goldene Milch ist ein wohlschmeckendes Getränk und Heilmittel zugleich.

Im Ayurveda nutzen wir die natürliche Kraft der Kräuter und Gewürze als Medizin. Chemisch Hergestelltes wie in der westlichen Schulmedizin gibt es nicht. Die goldene Milch ist eine wunderbare und vor allem leckere Möglichkeit, eine Menge wirkungsvoller Gewürze zu sich zu nehmen. Das Gewürz, das der Milch ihren Namen gegeben hat, ist Kurkuma.

Kurkuma wird im Ayurveda zur Reduktion aller drei Doshas eingesetzt. Da es aber neben der wärmenden Eigenschaft auch die Qualitäten »trocken« und »scharf« besitzt, ist es für Menschen mit einer Vata-Störung wichtig, weitere Gewürze hinzuzufügen, die ausgleichend auf Vata wirken. Kombinierst du Kurkuma mit Ingwer, Zimt, Kardamom und einem Süßungsmittel, wirkt das harmonisierend auf dein Vata. Auf diese Weise hast du den perfekten Vata-Cocktail für dich gemixt. Außerdem interessant: Kurkuma wirkt auch entzündungshemmend und fördert, über die Ausschüttung der Gallensäfte, die Verdauung.

Am Abend ist die goldene Milch besonders schlaffördernd. Wenn du deine goldene Milch vor dem Schlafengehen trinken möchtest, solltest du sie mit Pflanzenmilch zubereiten, da Kuhmilch schwer verdaulich ist und somit deine natürlichen Stoffwechselprozesse im Schlaf stören würde.

Rezept für goldene Milch

- 1 Tasse Pflanzenmilch (Mandelmilch wirkt besonders beruhigend auf Vata)
- 1 TL Ingwerpulver
- 1 TL gemahlener Kardamom
- 1 TL gemahlene Kurkuma
- ½ TL gemahlener Zimt
- ½ TL Agavendicksaft oder Reissirup

Gib alle Zutaten zusammen in einen Topf und lass sie kurz aufkochen. Wenn es besonders schnell gehen soll, kannst du auch alles in eine Tasse geben und für zwei Minuten in die Mikrowelle stellen. Dabei solltest du das Ganze zwischendurch gut umrühren, damit sich die Gewürze auflösen. Ich empfehle jedoch immer, sich seine Milch in einem Topf aufzukochen; nicht, weil ich die Mikrowelle als extrem schädlich empfinde, sondern weil der Vorgang des Zubereitens und Aufkochens eine wunderschöne Achtsamkeitsübung ist.

Achtsamkeit im Alltag

Etwas, was Ayurveda für mich besonders prägt, ist die Achtsamkeit. All das Wissen über die Doshas, über Agni und Ama, über die Ernährung und die Reinigung ermöglicht es uns, achtsamer mit unserem Körper umzugehen, seine Signale wahrzunehmen und so zu verstehen, was wir brauchen.

Wir leben in einer Welt enger Strukturen und Konditionen. 8-Stunden-Arbeitstage, feste Essenszeiten und feste Termine in unserer Freizeit haben uns gelehrt, nur noch auf Autopilot zu fahren und kaum über unsere eigentlichen Bedürfnisse nachzudenken. Hinzu kommt ein extrem hoher Leistungsanspruch durch die Gesellschaft, dem sich gerade Menschen mit Migräne, durch ihren hohen Anspruch an sich selbst, nur zu gern beugen. All das führt dazu, dass wir verlernt haben, unseren Körper als das Wunderwerk wahrzunehmen, das er ist, und achtsam mit ihm umzugehen. Darüber hinaus haben wir oft das Gefühl für unsere vielfältigen Qualitäten verloren, die wir durch unsere Geburtskonstitution mitbekommen haben. Wir leben einseitig und schöpfen nicht unser volles einzigartiges Potenzial aus.

Ich selbst habe durch mein Studium und die Arbeit im Krankenhaus viel zu lange in einer Pitta-Energie gelebt und mein Vata völlig vernachlässigt. Ich habe mich überfordert und nicht verstanden, dass mein kreativer Geist und mein unbeständiger Körper Auszeiten brauchen und genährt werden möchten. Erst jetzt, nach Jahren eigener Ayurvedapraxis, bin ich vollständig in der Lage, mich so wertzuschätzen, wie ich bin. Ich erkenne und lebe auch meine Vata-Eigenschaften und passe gut auf mich auf. Was mir dabei geholfen hat, war das Wissen, das ich über die Jahre angehäuft habe, aber auch eine Achtsamkeitspraxis, die ich schrittweise in mein Leben integrieren konnte. Denn Wissen allein, das kennst du sicher auch, reicht nicht aus, um etwas zu verändern. Man muss es auch umsetzen.

Was bedeutet Achtsamkeit nun konkret? Hier geht es um passive Geistesgegenwart. Das heißt: Wenn du achtsam bist, nimmst du für einen Moment die Signale deines Körpers und deines Geistes ganz deutlich wahr und kommst so wieder in Kontakt mit dir selbst. Achtsamkeit ist frei von Bewertung. Du nimmst wahr, was ist, ohne es zu bewerten. Du wirst in diesem Moment nicht durch andere Gedanken, Emotionen oder Erinnerungen gestört und (weg-)bewegt, sondern du bist ganz im Hier und Jetzt, ohne darüber nachzudenken. Wenn du achtsam mit dir selbst bist, hat das also nichts mit Aktivität zu tun. Du bist einfach nur bei dir. Achtsamkeit hilft dir, authentisch zu leben und dich von Erwartungen an dich selbst zu lösen. Denn letztendlich sind es diese (hohen) Erwartungen an uns selbst, die uns immer weitermachen lassen, bis das Energiekonto leer ist und die nächste Attacke droht. Wenn wir wieder Achtsamkeit für unseren Körper und unsere Gefühle lernen, nehmen wir Warnsignale des Körpers frühzeitig wahr und können schnell gegensteuern. Unser Gehirn muss nicht erst mit Migräne reagieren, um uns zu einer Pause zu zwingen.

Um Achtsamkeit zu lernen, musst du keinen Kurs besuchen. Du musst auch nicht jeden Tag eine Stunde auf dem Meditationskissen verbringen, um Achtsamkeit zu üben. Achtsamkeit beginnt für mich mit den kleinen Dingen im Leben. Schau einmal auf deinen letzten Tag zurück: An wie viele Dinge, die du gemacht hast, kannst du dich erinnern? Meist erledigen wir Dinge automatisch oder noch schlimmer: Wir tun so viele Dinge gleichzeitig, dass wir gar nicht wahrnehmen, was wir gerade tun. Achtsam sein heißt, im Hier und Jetzt zu sein!

Im Folgenden möchte ich dir sieben kleine Achtsamkeitsübungen an die Hand geben. Ich habe extra sieben ausgewählt, damit du diese entspannt eine Woche lang ausprobieren kannst. Nimm dir jeden Tag der kommenden Woche eine der Übungen vor. Du kannst auch gerne die Reihenfolge ändern. Gehe am besten intuitiv vor und schaue, was an diesem Tag mit dir resoniert.

Achtsam duschen

Versuche heute, unter der Dusche ganz präsent zu sein. Nimm dir vor, nur zu duschen und nichts anderes zu tun. Spüre das Wasser auf der Haut, nimm die Gerüche von Shampoo oder Seife wahr, spüre die Temperatur und die Berührung deiner Hände auf deinem Körper. Sei nur unter der Dusche und nirgendwo anders.

Achtsam gehen

Oft ist unser Kopf gedanklich überhaupt nicht dort, wo unsere Füße sind. Nimm dir für heute vor, achtsam zu gehen. Lege jeden Weg, den du zu Fuß machen musst, achtsam zurück. Nimm die Berührung deiner Füße mit dem Boden wahr, spüre in den Rhythmus deiner Schritte hinein, laufe mal bewusst schnell und mal bewusst langsam und achte darauf, was sich dadurch im Körper verändert. Wenn du die Möglichkeit hast, laufe barfuß über unterschiedlichen Untergrund. Das kann der Fliesenboden sein, das Gras im Garten, die Dielen im Wohnzimmer. Versuche dabei, den Unterschied zu spüren.

Achtsam atmen

Unser Atem fließt die meiste Zeit des Tages ganz automatisch. Wenn wir uns aber bewusst mit ihm verbinden, können wir uns damit ganz sanft ins Hier und Jetzt zurückholen und in uns hineinspüren. Für den heutigen Tag stelle dir eine Erinnerung in deinem Handy auf die nächste volle Stunde. Wenn diese Erinnerung auftaucht, halte kurz inne und nimm ein paar tiefe, bewusste Atemzüge. Wenn es gerade geht, schließe dabei die Augen. Aber auch mit offenen Augen wirkt diese Übung ganz wunderbar. Wenn du ein paarmal tief durchgeatmet hast, stelle dein Handy eine Stunde weiter. Du musst das natürlich nicht jede Stunde tun; nimm dir aber vor, es jedes Mal zu machen, wenn auf dem Display deines Handys diese Erinnerung aufleuchtet.

Achtsam in den Tag starten

Wie wir unseren Tag beginnen, so geht er meist auch weiter. Anstatt heute aus dem Bett zu hasten und in die Küche oder ins Bad zu rennen, bleibe noch einen kleinen Moment liegen und spüre in dich hinein. Wie fühlt sich dein Körper heute Morgen an? Was nimmst du wahr? Wie ist dein Geist? Ein kurzer Augenblick der Achtsamkeit am Morgen kann Wunder bewirken. Wenn du bereit bist aufzustehen, schenke dir vorher noch ein Lächeln. Einfach so, um den Tag zu begrüßen.

Achtsam kochen

Wie wichtig achtsames Essen ist, habe ich dir schon erzählt. Aber auch dem Kochvorgang wird im Ayurveda große Bedeutung beigemessen. Darum übe dich heute im achtsamen Kochen. Anstatt mit den Gedanken abzuschweifen, bleibe ganz bei der Sache. Nimm jede deiner Zutaten in die Hand, ertaste sie, rieche vielleicht auch einmal daran und nimm die Geräusche während des Kochvorgangs wahr. Versuche, mit allen Sinnen beim Kochen zu sein und nirgendwo anders.

Achtsam trinken

Trinken ist eine Notwendigkeit, die viele von uns gern vergessen. Dass Trinken für dich besonders wichtig ist, weißt du bereits. Versuche heute, achtsam zu trinken. Nimm jeden Schluck einzeln wahr. Spüre, wie sich die Flüssigkeit im Mund anfühlt, wie sie schmeckt, welche Temperatur sie hat und wie sie die Kehle hinunterläuft bis in den Magen. Anschließend nimm unterschiedlich große Schlucke und schaue, ob du einen Unterschied spürst.

Achtsam Pausen nutzen

Jedes Mal, wenn in unserem Alltag Leerzeiten entstehen, sind wir es gewohnt, sie mit anderen Dingen zu füllen. Egal ob an der roten Ampel, in der Schlange an der Supermarktkasse oder beim Warten auf den Bus – meist haben wir sofort das Handy in der Hand oder planen im Kopf Dinge, die wir später erledigen wollen. Heute nimm dir vor, natürlich entstehende Pausen, und seien sie auch noch so kurz, dafür zu nutzen, einmal kurz in dich hineinzuspüren. Wie geht es dir in diesem Moment?

Migräne achtsam betrachten

Wenn du schon einmal bei einem Neurologen warst, hast du bestimmt empfohlen bekommen, ein Kopfschmerztagebuch zu führen. Das ist auch mein Rat. Meist haben meine Patienten keine Lust darauf, da viele die Erfahrung gemacht haben, dass das Tagebuch am Ende niemand anschaut – nachdem sie sich die Mühe gemacht haben, alles aufzuschreiben, wirft der Arzt nur einen kurzen Blick darauf und verschreibt eine andere Tablette.

Bedenke aber: Das Kopfschmerztagebuch schreibst du nicht für den Arzt, sondern für dich. Denn mithilfe eines Kopfschmerztagebuchs kannst du viel für dich erreichen. Du betrachtest deine Migräne mit Achtsamkeit, findest heraus, was deine Auslöser und vor allem deine Dosha-spezifischen Symptome während einer Attacke sind. Auf diese Weise kannst du besser auf dich achten. Auch sagt dir ein Kopfschmerztagebuch frühzeitig, wenn die Migräne aus dem Ruder läuft und du vielleicht sogar Kopfschmerz durch übermäßigen Medikamentengebrauch auslösen könntest. Dein Tagebuch ist also ein wichtiges Werkzeug auf dem Weg zu einem gesünderen Leben. Eine Vorlage für ein Kopfschmerztagebuch findest du auf Seite 138.

Abendroutine

Morgenroutinen sind derzeit sehr beliebt und wertvoll für einen guten Start in den Tag. Ayurveda hat zahlreiche Tipps, was du sinnvoll am Morgen einbauen kannst. Ich möchte hier mein Augenmerk auf ein vernachlässigtes Thema richten: auf die Abendroutine. Diese ist bedeutsam für einen guten Tagesausklang und erholsamen Schlaf. Denn nach einem ereignisreichen, stressigen Tag neigen viele Menschen dazu, in ungesunde Routinen zu fallen, die insbesondere ihren Schlaf negativ beeinflussen. Von der Arbeit kaum zu Hause, hetzen sie sich ab: noch schnell den Haushalt machen und dann mit einer Tüte Chips oder Süßigkeiten auf dem Sofa vor dem Fernseher landen. Viele schlafen dort ein und schleppen sich Stunden später ins Bett. Kommt dir das bekannt vor? Ja, auch ich habe viele Jahre so gelebt. Ich hatte immer den Eindruck, mir das verdient zu haben nach dem stressigen Tag. Aber ehrlich, du und dein Körper haben Besseres verdient!

Überlege dir einmal, wie du deinen Abend gestalten könntest, um deinem Vata Ruhe und Erdung zu gönnen und deinen Schlaf zu verbessern. Fernsehen erhöht

Vata und oft auch Pitta, ohne dass wir es merken. Die Informationen, die ungefiltert auf dein durchlässiges Gehirn einprasseln, müssen verarbeitet werden. Das stört deinen Nachtschlaf sehr. Ein regelmäßiger Ablauf mit erdenden Gewohnheiten am Abend dagegen harmonisiert Vata und Pitta. Als kleine Inspiration möchte ich deshalb meine Abendroutine mit dir teilen. Vielleicht findest du ein paar Dinge, die du gern mit in deinen Abend nehmen möchtest.

Raus in die Natur

Wenn mein Arbeitstag zu Ende ist, liebe ich es, eine Weile in der Natur zu verbringen. Das erdet mein Vata und schafft einen angenehmen Übergang von der Anspannung zur Entspannung. Und das ist für mein und dein Migränegehirn sehr wichtig.

Informationsaufnahme nur über einen Sinn

Ich achte bewusst darauf, dass ich mich am Abend nicht berieseln lasse, sondern wähle Informationen, die ich nur über einen Sinn aufnehme – und dann solche, die mich beruhigen und erden. Das kann ein Buch sein, in dem ich eine Weile versinke, ein angenehmes Gespräch mit Freunden oder der Familie oder auch entspannende Musik mit geschlossenen Augen.

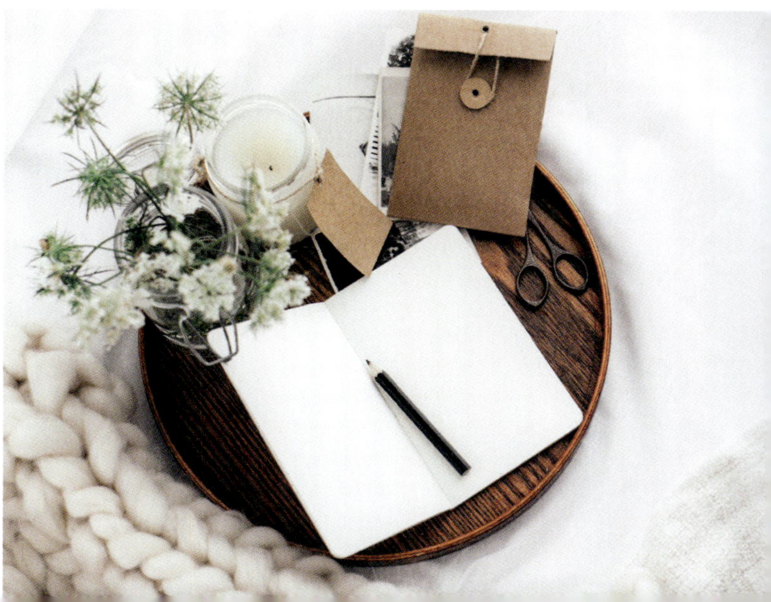

Die Abendroutine schenkt dir einen verdienten Tagesausklang und eine bessere Schlafqualität.

Erdende Praxis

An Tagen, an denen mein Vata besonders hoch ist und ich weiß, dass das Einschlafen so schwierig wird, nutze ich eine erdende Yogapraxis, eine der Atemübungen, die ich dir hier vorgestellt habe, oder eine Meditation, um mein Vata zur Ruhe zu bringen. Das wirkt oft Wunder!

Goldene Milch

Vielleicht kennst du noch die warme Milch mit Honig, die dir deine Eltern gemacht haben, wenn du nicht schlafen konntest. Eine schöne ayurvedische Alternative hierzu ist die goldene Milch, die du vorhin kennengelernt hast (siehe ab Seite 126). Vielleicht magst du sie in deinen Abend integrieren. Sie beruhigt nicht nur dein Vata, sondern fördert auch eine bessere Schlafqualität.

Journaling

Ich habe es mir zur Gewohnheit gemacht, vor dem Schlafengehen den Kopf zu leeren. Ich schreibe mir meine To-dos für den nächsten Tag oder auch meine Sorgen und Probleme in ein kleines Heft, das neben meinem Bett liegt. Auf diese Weise vergesse ich sie nicht. Ich weiß, was ich noch zu bearbeiten habe, muss aber nicht alle Gedanken mit in den Schlaf nehmen.

Schöne Atmosphäre

Wenn ich zu Bett gehe, stelle ich vorher sicher, dass ich mich in einer schönen, beruhigenden Atmosphäre befinde. Das heißt, ich verbanne künstliches Licht aus dem Schlafzimmer und mache mir lieber ein paar Kerzen an. Das Handy kommt weg, ich lass vielleicht noch den Diffusor für eine Weile laufen, um den erdenden Effekt der Aromatherapie zu nutzen. So fällt es mir leichter, zur Ruhe zu kommen und den Tag wohlverdient ausklingen zu lassen.

Fußmassage mit Sesamöl und Lavendel

Die Fußmassage habe ich dir schon vorgestellt (siehe Seite 122): herrlich erdend und beruhigend! Zusätzlich reibe ich mir noch ein paar Tropfen Lavendelöl auf Hals und Brust und lass mich davon in den Schlaf tragen.

Stille im Bett

Viele Menschen, ich früher auch, haben sich daran gewöhnt, zum Einschlafen irgendeine Art von Beschallung zu brauchen. Sei es der Fernseher, Musik, ein Hörbuch oder auch nur Meeresrauschen aus dem Handy. All das führt aber dazu, dass durch die von der Natur nicht geplante Beschallung Vata erhöht und dein Einschlafprozess unter Umständen gestört wird. Versuche einmal, wie es sich anfühlt, in Ruhe einzuschlafen, ganz ohne Geräusche um dich herum. Zu Beginn kann es sein, dass es sich schwieriger anfühlt, in den Schlaf zu finden. Aber mit der Zeit wirst du merken, dass dein Schlaf tiefer und erholsamer wird.

Ayurveda darf leicht sein

Häufig erzählen mir Menschen, dass sie versucht haben, Ayurveda in ihr Leben zu integrieren – und am Ende doch aufgegeben haben. Die Empfehlungen seien zu viel, zu kompliziert, zu aufwendig. Vor allem Menschen mit Migräne machen diese Erfahrung. Woran liegt das?

Menschen im Allgemeinen, insbesondere aber Menschen mit Migräne, neigen dazu, alles auf einmal umsetzen zu wollen. Sie sammeln so viele Informationen wie möglich über eine Sache, die sie interessiert, und starten dann voll durch. Von einem Tag auf den anderen wird das ganze Leben umgekrempelt. Diese Form der Selbstoptimierung ist von vornherein zum Scheitern verurteilt. Überlege mal, wie lange dich deine alten Gewohnheiten schon begleiten. Diese von heute auf morgen einfach abzulegen und sofort perfekt ayurvedisch zu leben, ist nicht machbar. Neue Essensgewohnheiten, neue Tagesabläufe, neue Reinigungsrituale, Yoga, Meditation, Atemübungen und vieles mehr hast du kennengelernt. Würdest du all das gleichzeitig umsetzen wollen, erzeugt das einen wahnsinnigen Stress. Und was Stress mit deinem besonderen Gehirn macht, weißt du nur zu gut.

Nachdem du nun dieses Buch gelesen und unfassbar viele, teilweise auch neue Informationen bekommen hast, möchte ich einen meiner Lieblingssätze mit dir teilen: »Ayurveda darf leicht sein!« Lass dieses Motto in deinen neuen Alltag einfließen. Dabei hilft dir eine einfache, effektive Übung: die Übung der kleinen Schritte. Hierbei geht es darum, ein großes Ziel in viele kleine Schritte zu zerlegen, sodass jeder einzelne Schritt klein und leicht zu gehen ist. Wenn dein großes Ziel ist, die Migräne loszuwerden, und dein einziger Schritt wäre, ab sofort alle Empfehlungen in diesem Buch umzusetzen, wäre der Berg, den du besteigen möchtest, unfassbar hoch. Dann würdest du erst gar nicht loslaufen. Deshalb ist es ganz wichtig, sich das Neue möglichst leicht zu machen.

Überlege dir als Erstes, was der kleinstmögliche Schritt sein könnte auf diesem Weg den Berg hinauf. Dann überlege, ob du diesen nicht noch einmal verkleinern möchtest. Vielleicht ist dein erster Schritt, dir zu überlegen, ob du dir einen Zungenschaber kaufen möchtest oder ob dir ein Löffel reicht. Der nächste Schritt ist möglicherweise, einen Platz im Badezimmer für deinen Zungenschaber oder deinen Löffel zu finden, damit du das morgendliche Zungenschaben nicht vergisst. Erst jetzt, wenn du das erledigt hast, kommt vielleicht das Zungenschaben an die Reihe. Du siehst, man kann die Schritte so klein machen, dass man sie definitiv gehen kann, ohne in Stress zu geraten.

Vielleicht erinnerst du dich an den alten Straßenkehrer Beppo aus dem Buch *Momo*. Momo möchte von ihm wissen, wie er es schafft, diese unendlich lange Straße zu kehren, ohne dabei außer Puste zu geraten oder zu verzweifeln. Beppo verrät ihr sein Geheimnis: Man darf immer nur an den nächsten Schritt denken, dann kehrt sich die Straße fast von allein und das Tun macht Freude. Ich wünsche auch dir vor allem viel Freude mit meinem Buch und, Schritt für Schritt, ein erfolgreiches Umsetzen des wertvollen Wissens aus dem Ayurveda auf dem Weg zu einem Leben frei von Migräne.

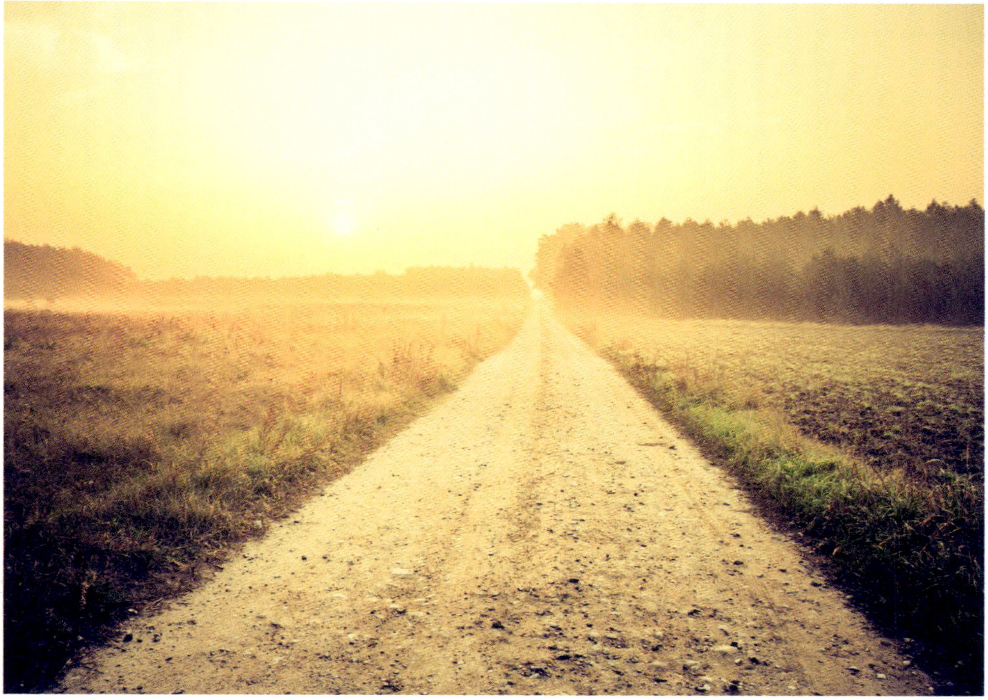

Dein neuer Weg ist eine Chance für ein Leben im Einklang mit dir selbst.

Kopfschmerztagebuch

Datum	**Migräne** *(ja/nein)*	**Tablette** *(ja/nein)*

leitsymptome *Übelkeit* *Erbrechen* *Lichtempfindlichkeit* *Lärmempfindlichkeit* *Sonstiges (bitte händisch eintragen)*	**Auslöser** *1 = Stress* *2 = Schlafmangel* *3 = Mahlzeit ausgelassen* *4 = Tagesrhythmus verändert* *5 = Sonstiges (bitte händisch eintragen)*

Stichwortverzeichnis

A

Abendroutine 64, 132ff.
Abhyanga 121f.
Achtsamkeit 13, 43, 48, 77, 78, 122, 128ff.
Adho Mukha Svanasana 82
Agni 41f., 61f., 69f., 72ff., 120, 126
Alarmphase 28
Ama 41f., 58, 60, 68, 70ff., 118ff., 126
Anis 125
Aromatherapie 123f., 134
Asana 78ff.
Ashva Sancalanasana 90
Atemübung 51, 113ff.
Aufgedrehtheit 25
Aufstehen 59f.

B

Balasana 80
Basilikum 125
Baum 98
Benommenheit 47, 49
Berghaltung 86, 88
Bhramari 117
Bioenergie 35, 48, 59f., 64
Biologische Uhr 59
Biorhythmus 41f., 58, 65
Blutdruck 16, 27f., 110
Botenstoffe 16

C

Cortisol 27, 65

D

Darm 42, 64, 86, 91, 120
Diagnose 44ff.
Dickdarm 37, 91, 92, 101
Disbalance 45, 74f., 78, 124f.
Dünndarm 37
Dosha 35ff., 59, 61, 66f., 74, 118, 123ff.
Dosha-Uhr 58f., 64
Durchfall 38, 47, 49
Durst 25, 37

E

Eiweiß 70
Elemente 34ff., 38, 50, 67, 69, 74
Emotionen 23, 36, 46, 74, 78, 92, 110, 123, 129
Energie 16, 20ff., 27, 39, 56ff., 69, 73f., 115f.
Energiedefizit 16f., 20, 24, 76
Energiekonto 16, 19, 21ff., 48, 116f., 129
Energielevel 17, 20, 48
Energiespeicher 16, 26, 46, 78, 111
Energieumsatz 16
Entspannungsphase 27f.
Entzündungsbotenstoffe 16, 46
Erbrechen 47, 49
Ernährung 36, 43, 45f., 51, 66ff., 71, 74ff., 118, 128
Estragon 125
Eule 65

F

Fenchel 68, 125
Fisch 70
Fleisch 70
Flimmersehen 47, 49
Fußmassage 122ff., 134

G

Gähnen 21, 25
Gandusha 120
Geburtskonstitution 36f., 39ff., 45f., 50, 128
Gehirn 13, 15ff., 20ff., 26ff., 46, 48, 60, 62f., 65, 69, 74, 76, 78, 83, 110, 123, 129f.
Geruchsempfindlichkeit 47, 49
Geschmacksrichtungen 67f., 74ff.
Gestreckte Berghaltung 88
Gewürze 67, 69f., 118, 125ff.
Gleichgewicht 27, 36, 38, 43, 48, 86
Gleichgewichtssinn 92, 99
Goldene Milch 126ff.., 134
Gurgeln 120

H

Haltung des Kindes 80
Handlungsphase 28
Heißhunger 21f., 25, 53
Herabschauender Hund 82
Herzfrequenz 27f.
Hitzegefühl 49
Hochsensibilität 15
Hormone 23, 27, 63, 65, 110
Hummelatem 117

I
Ingwer 68, 70, 125ff.

J
Janu Sirsasana 100
Jathara Parivartanasana 102
Jihwa Prakshalana 119

K
Kältegefühl 49
Kapha 35ff., 45ff., 49, 59ff., 64, 69, 73
Kapha-Störung 45f., 120
Kapha-Stresstyp 50ff.
Kardamom 70, 125, 127
Käse 20f., 70
Kohlenhydrate 21
Konstitution 35ff., 73
Konstitutionsanalyse 39
Kopfhaut, empfindliche 47, 49
Kopfschmerzen 46, 132
Kopfschmerztagebuch 132, 138f.
Kopf-zum-Knie-Haltung 100
Kreuzkümmel 68, 70, 125
Krieger II 94
Krokodil 102
Kühlung 47f., 52, 70
Kümmel 125

L
Lärmempfindlichkeit 19, 47, 49
Lebensmittelkombinationen 70f.
Lerche 65
Lichtblitze 47, 49
Lichtempfindlichkeit 38, 47, 49

M
Magen 37, 41, 69, 72f., 77
Mahlzeiten 61f., 67, 71ff., 126
Majoran 68, 125
Medikamente 9, 66, 132
Meditation 43, 51, 61, 110ff., 124, 134
Melatonin 65
Migräneattacke 13f., 16f., 20ff., 47, 76, 82, 105
Migränegehirn 12ff., 16, 20, 24, 63, 80, 107, 111f., 118, 133
Milchprodukte 70f.
Müdigkeit 25, 49, 83
Mundtrockenheit 49

N
Nadi Shodhana 115f.
Nahrungsmittel 20f., 39, 52, 69, 72ff.
Nasenreinigung 122
Nasya 122
Nervensystem 14, 16, 22f., 27, 46, 80, 105, 116, 123

O
Ölmassage 121
Oregano 125

P
Padabhyanga 122
Parasympathikus 27f.
Parsvakonasana 92
Pfeffer 68, 70, 125
Pitta 35ff., 45ff., 59, 61, 63f., 69, 73f., 129, 133
Pitta-Stresstyp 50f.
Prakriti 35f., 39
Pranayama 61, 113ff.

R
Reinigung 43, 60, 118, 122
Reisen 23f.
Reizbarkeit 53
Reize 13ff., 22, 28f., 52f.
Reizphase 28
Rituale 60, 118
Rohkost 69f.
Rosmarin 125
Routinen 24, 51, 57, 62ff., 112, 121f., 132ff.

S
Salbei 68, 125
Savasana 106f.
Schlaf 17f., 22, 24, 44, 52f., 58, 62ff., 105, 107, 121, 123, 127, 132ff.
Schlafmangel 63
Schlafstörungen 19, 37, 44, 50, 110, 116
Schmerzen 16, 22, 37, 47, 49, 78, 80, 83, 88, 105, 110
Schokolade 21
Schulmedizin 7ff., 32f., 43, 46, 50, 64ff., 76, 127
Schwindel 47, 49
Sehen, unscharfes 47, 49
Seitliche Winkelhaltung 92
Selbttest 19, 25, 39, 49, 53
Senfkörner 125
Sensory-processing Sensitivity 15
Sodbrennen 38, 49, 50, 53, 71
Speichelfluss 27f., 49
Sport 23, 52
Sprinter 90f.
Stehende Vorbeuge 84
Stimmungsschwankungen 19, 25
Stress 14, 19, 22ff., 26ff., 44, 50ff., 67, 81, 83, 92, 104, 110, 113f., 132
Stresshormon 27, 110

Stressreaktion 27f.
Stresstyp 50ff.
Stuhl 96
Stuhlgang 42f., 72
Sympathikus 27f.
Symptome 8, 12, 15, 21, 33, 36, 41, 44ff., 72, 113, 132

T

Tabletten 33, 45, 57, 66f.
Tadasana 86f.
Tagesablauf 58, 118
Tagesrhythmus 24, 58ff.
Tee 17, 68, 74, 124ff.
Thymian 125
Totenhaltung 106f.
Trigger 16, 20ff.
Twist im Liegen 102f.

U

Übelkeit 47, 49
Überforderung 25, 50
Ungleichgewicht 39f., 42ff., 66, 70f., 75f., 118
Unterstützter Schulterstand 104
Urdhva Hastasana mit Seitneigung 88
Utkatasana 96
Uttanasana 84

V

Vanille 125
Vata 35ff., 41, 45ff., 59ff., 64, 69, 73, 75ff., 81, 83, 85, 86, 88, 91f., 95, 97, 99ff., 103ff., 107, 113, 115, 118, 120ff.
Vata-Störung 37, 113, 121, 124, 126f.
Vata-Stresstyp 50ff.
Veranlagung 44, 46
Verdauung 27, 34, 37ff., 41ff., 58, 61f., 69f., 73, 77, 81, 92, 103, 127
Verdauungsbeschwerden 44
Vikriti 36, 38, 45
Viparita Karani 104f.
Virabhadrasana II 94
Vrksasana 98

W

Wacholder 125
Wärme 34, 47, 48, 52, 124, 126
Warmes Essen 51, 61, 69f., 75
Warmes Wasser 74, 119ff.
Warnsignal 17, 20ff., 129
Wechselatmung 115f.
Wetter 23f., 59
Yoga 22, 43, 48, 51f., 61, 78ff., 113, 115, 134
Yogasequenz 108f.

Z

Zahnreinigung 118f.
Zimt 68, 70, 124ff.
Zirkadianer Rhythmus 65
Zungenschaben 119
Zyklus, weiblicher 23f.

Dank

Am Ende dieses kleinen Ratgebers möchte ich noch Danke sagen. Zuallererst möchte ich mich bei dir bedanken für deine Offenheit, dich auf etwas Neues einzulassen. In einer Welt voller Dogmen ist das nämlich gar nicht so einfach, gerade weil Ayurveda in dieser Welt noch nicht so verbreitet ist und gerne in die verstaubte Schublade der Naturmedizin geschoben wird. Ich hoffe, ich konnte dir mit meinem Buch zeigen, dass es sich lohnt, deinen Horizont zu erweitern und ein wenig über den Tellerrand hinauszublicken.

Ich danke meinen Eltern und meiner Familie, die mich immer auf meinem Weg unterstützt haben – egal, wie kurvig und steinig er war. Das Gefühl zu haben, dass ich geliebt werde, egal, wie meine Berufsbezeichnung lautet, hat es mir unglaublich leicht gemacht, mich vom Konzept der erfolgreichen Neurologin zu lösen und in dem Leben anzukommen, das für mich bestimmt war.

Ich danke Michael J. Stewart, meinem Tantra-Lehrer, der es immer wieder schafft, die Schleier der Welt beiseitezuschieben und meinen Blick auf das freizulegen, was ich wirklich bin. Denn nur, wenn wir uns selbst erkennen, sind wir bereit, das in die Welt zu tragen, wofür wir hier sind.

Ich danke Herrn Prof. Hans-Christoph Diener dafür, dass er mich mit seiner Leidenschaft für die Migränetherapie angesteckt hat. Dieses Feld wird in der Neurologie nur von wenigen bespielt und es bedarf Mut, sich hier klar zu positionieren. Als führender Migräneexperte in Deutschland durfte ich von ihm lernen. Er hat den Grundstein für mein schulmedizinisches Migräneinteresse gelegt.

Nicht zuletzt möchte ich Dr. med. Janna Scharfenberg, meiner Mentorin und Freundin, danken, die den Grundstein für meinen Weg zum Ayurveda gelegt hat. Ihre Bestärkung darin, dass ich gut genug bin, mit meinem Wissen hinauszugehen, mich zu zeigen und mich auch dem Risiko von Kritik auszusetzen, hat es mir ermöglicht, den ersten Schritt zu machen.

Über die Autorin

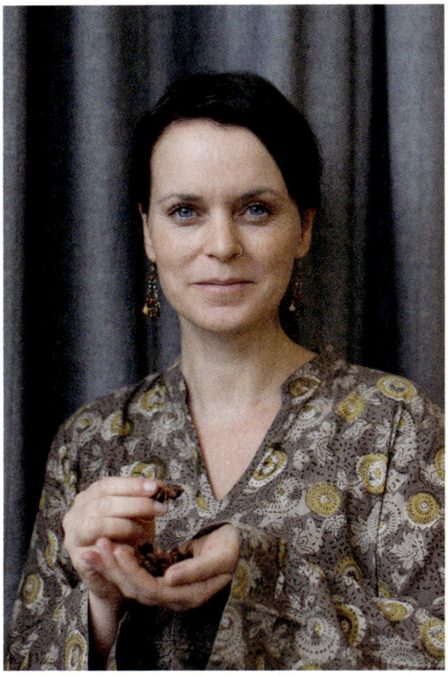

Dr. med. Nadine Webering ist Fachärztin für Neurologie, Ayurvedamedizinerin und Yogalehrerin. Ihre Facharztausbildung absolvierte sie in der Abteilung für Neurologie am Universitätsklinikum Essen, wo sie schon früh mit dem Schwerpunkt dieser Klinik – Kopfschmerzen – in Kontakt kam. Durch ihre Arbeit im Westdeutschen Kopfschmerzzentrum konnte sie viele Erfahrungen in der Behandlung von Menschen mit Migräne machen.

Während ihrer Zeit in der klassischen Schulmedizin wurde Nadine Webering klar, dass es ihr nicht ausreicht, ihre Patienten nur mit Tabletten zu behandeln, sondern so viel mehr nötig ist, um langfristig schmerzfrei zu werden. Durch eine Yogalehrerausbildung lernte sie 2017 die traditionelle indische Medizin Ayurveda kennen und entschloss sich, dieses uralte Medizinsystem zu studieren. Durch Ayurveda fand sie einen Weg, der es ihr ermöglicht, ihre Patienten, vor allem die mit Migräne, ganzheitlich zu unterstützen und ihnen zu zeigen, wie sie selbst aktiv werden können. Heute praktiziert sie eine ganzheitliche Kombination aus Schulmedizin, Ayurveda, Yoga und Achtsamkeit und hat damit schon viele Menschen erfolgreich in der Therapie ihrer Migräne begleitet.